JN320797

質的統合法入門

考え方と手順

山浦 晴男
情報工房代表

医学書院

◆ 著者略歴
山浦　晴男　Yamaura Haruo

1948年長野県生まれ．中央大学卒業．川喜田二郎氏が主宰していた研究所でKJ法の研究と普及に20年間従事．その後，「考える技術」の研究・開発の場として情報工房を設立．企業・行政・医療機関の人材育成や組織活性化，地域の再生支援に携わる一方で，看護領域の研究やマネジメントを支援している．

現在，情報工房代表，千葉大学大学院看護学研究院特命教授，旭川医科大学大学院非常勤講師，山梨県立大学大学院非常勤講師，看護質的統合法(KJ法)研究会顧問，日本質的心理学会会員，地域生存支援有限責任事業組合(LLP)組合員．

著書に，『ビジネスマンのための自分の考えを深める技術』(PHP研究所，1998年)，『本当に役立つ！エクセルでできる文書データ活用術』(日本経済新聞社，2001年)，『住民・行政・NPO協働で進める　最新　地域再生マニュアル』(朝日新聞出版，2010年)，『地域再生入門　寄りあいワークショップの力』(ちくま新書，2015年)，『発想の整理学　AIに負けない思考法』(ちくま新書，2020年)など．

【連絡先】
yamaura@yin.or.jp
http://www.yin.or.jp/user/yamaura/

質的統合法入門―考え方と手順

発　行	2012年4月15日　第1版第1刷Ⓒ
	2023年12月15日　第1版第5刷

著　者　山浦晴男（やまうらはるお）

発行者　株式会社　医学書院
　　　　代表取締役　金原　俊
　　　　〒113-8719　東京都文京区本郷1-28-23
　　　　電話　03-3817-5600(社内案内)

組　版　ビーコム
印刷・製本　三美印刷

本書の複製権・翻訳権・上映権・譲渡権・貸与権・公衆送信権（送信可能化権を含む）は株式会社医学書院が保有します．

ISBN978-4-260-01505-9

本書を無断で複製する行為（複写，スキャン，デジタルデータ化など）は，「私的使用のための複製」など著作権法上の限られた例外を除き禁じられています．大学，病院，診療所，企業などにおいて，業務上使用する目的（診療，研究活動を含む）で上記の行為を行うことは，その使用範囲が内部的であっても，私的使用には該当せず，違法です．また私的使用に該当する場合であっても，代行業者等の第三者に依頼して上記の行為を行うことは違法となります．

JCOPY 〈出版者著作権管理機構　委託出版物〉
本書の無断複製は著作権法上での例外を除き禁じられています．複製される場合は，そのつど事前に，出版者著作権管理機構（電話 03-5244-5088，FAX 03-5244-5089，info@jcopy.or.jp）の許諾を得てください．

まえがき

　看護学の分野では近年，それまで主流を占めてきた量的研究に加え新たな研究領域として質的研究が注目されるようになり，研究論文も数多く登場するようになった．この傾向は看護学にとどまらず，心理学，教育学，社会学，人類学，医学などさまざまな領域に広がっているようだ．たとえば心理学では，質的研究に特化した学会が2004年に組織され，会員は1,000人規模に及んでいる．

　こうした動きのなかで，質的研究に携わる研究者の議論は必然的に「質的研究の方法」へと向かい，文化人類学者・川喜田二郎氏が創案した「KJ法」にも関心が向けられ，「質的帰納法」としてすでに多くの研究で活用されている．

　筆者は，川喜田氏が主宰していた研究所に20年間（1971～1991年）在籍し，直接指導を受けながらその研究と普及に携わってきた．その後，研究所を離れて20年間，筆者なりにKJ法の理論と技術の両面から探究を深めながら，「質的統合法（KJ法）」という名称のもと，産業界・地域・大学で実践的な問題解決を展開・支援してきた．

　質的研究と本格的にかかわるようになったのは，佐藤禮子教授（兵庫医療大学副学長）が千葉大学で看護学部長を務められていた1996年にさかのぼる．当時，佐藤教授からの依頼で大学院生の論文作成を指導したことがきっかけとなって，看護領域における質的研究法の研究開発にも携わることとなった．それから現在まで，大学院生向けの研修と修士論文の作成指導を毎年行っている．

　そうした経緯のなかで，正木治恵教授（千葉大学大学院看護学研究科長・看護学部長）と共同で「質的統合法（KJ法）」を用いた質的研究の指導実践を積み上げて，2009年3月にはそこから輩出した人材を中心に広く門戸を開く形で「看護質的統合法（KJ法）研究会」を立ち上げた．現在，正木教授を会長に，筆者はその顧問を仰せつかっている．

　本書は，これまでの経験のなかで筆者らが実践的に確立してきた「質的統合法（KJ法）」とそれを使った質的研究法について，初学者を含めた研究者，さらには指導者にその全容を紹介することを目的としている．

　本書の構成は以下のようになっている．

　第1章では，川喜田氏による「創造的問題解決」という考え方と，それに基づく科学論を筆者なりに整理して解説する．それをふまえて，「質的研究とは何か？」「質的研究と量的研究の関係をどうとらえればよいのか？」といった問題について考え，科学

的研究という文脈のなかでの「KJ法」あるいは「質的統合法(KJ法)」の位置づけを示す．

　第2章では，質的データを統合するための方法である「質的統合法(KJ法)」について，具体的な手順を解説する．技術的な説明だけでなく，「KJ法」を基礎にしながら，筆者が20年間にわたる実践と指導のなかで開発した「理論モデル」もあわせて解説する．これは，それぞれの手順を進めるうえでのヒントや，背景にある重要な考え方を体系化したものである．手順の説明は，初学者が手引きとして活用しながら作業ができるよう構成している．

　第3章では，「質的統合法(KJ法)」を用いた質的研究の進め方について述べる．とくに，1事例の分析による論理の抽出を積み重ね，多数事例を統合して理論化するタイプの研究に焦点を当てている．具体的なプロセスとして，問題意識と先行研究を出発点に，テーマを設定するところから論文を執筆するところまでを詳しく説明し，「質的統合法(KJ法)」のもつデータ統合の技術の活かし方についても述べる．

　第4章では，質的研究のIT化の方略を紹介する．初学者が質的統合法を理解するには，最初は手作業を体験することが必須だと考えており，第2章でもそれを前提としている．しかし，現在では質的統合法を使った研究もパソコンソフトを中心に進めており，その簡単な方法を紹介する．筆者としては，機会があれば初学者や研究者の研究の効率化のためにも，改めてIT化に対応した質的統合法の解説書を世に送り出したいと思っている．

　本書の主な構成は以上であるが，質的統合法に関連するテーマや補足を要する内容について，いくつかのコラムを使って解説している．

　本書で解説する「質的統合法(KJ法)」は，先にもふれたように，その原型は川喜田氏が創案した「KJ法」の基本原理と基本技術に準拠している．「KJ法」が普及し産業界に広がるなかで，創案者の私設機関である川喜田研究所の登録商標が確立している．

　「質的統合法(KJ法)」の命名に関しては，すでに登録商標となっている「KJ法」との混同を避け，研究所や第三者に迷惑が生じないようにすると同時に，筆者の経歴からその出典を明らかにして創案者を尊重したいという主旨から，「質的統合法」という機能名称に加えて，「KJ法」という出典名称を括弧書きで併記する方式をとっている．研究所を離れて後の実践の場で探究を進めた結果，川喜田学の門下生として学んだ内容が筆者流の内容に変化していることもあり，本書で解説する内容は原点である「KJ法」と部分的に異なってしまっていることを先にお断りしておく．

なお読者の煩雑さを避けるため，本書では以下，「質的統合法（KJ法）」を「質的統合法」と簡易の表現で表記する．

読者には本書で質的統合法を体験したのち，「KJ法」の集大成的な解説書であり原典となる『KJ法―渾沌をして語らしめる』（川喜田二郎，1986年，中央公論社）を参照することをすすめたい．

西欧近代科学の発展の屋台骨を担ってきた分析学的な「実験科学」は，物理的に便利で快適な生活をもたらした反面，「文明の病」とでもいうべき環境破壊などのさまざまな弊害を招いてしまった．川喜田氏は，これらの弊害を抜本的に解決するために，主体・客体の二元論に立つ分析的な「西欧近代科学」に対して，総合的な視点から「野外科学」を提唱し，主客未分離のなかから実態の論理を表出する一元論に立つ科学の道筋を示した．加えて，その原理的・実技的な可能性を模索するなかで，基本技術としての「KJ法」を創案したのである．

わたしたちの営みを広くとらえたこの発見と技術化は，「東洋現代科学」とでもいうべき新たな科学の基礎であり，人類への貢献としてきわめて大きな社会的価値をもっていると筆者は考えている．本書で紹介する質的統合法は，その延長線上にある．川喜田氏の業績をより多くの人々が理解できるよう理論モデル化，技術の各論化をはかるとともに，質的研究への定式化を試みたのが，筆者のオリジナルな部分である．本書はその解説書であることを申し添えたい．

質的統合法は，看護領域の大学院生や研究者と積み重ねてきた指導実践のなかから形をなしてきた．しかし，それは看護学分野に限定された質的研究法にとどまるものではないと考えている．人文科学，社会科学，そして読者のなかには意外に思う人もいるかもしれないが，自然科学の領域においても，質的データを扱う研究テーマであれば適応可能な方法なのである．

広く質的研究を志す人たちの座右の書として，本書を役立てていただけたらと願う．

2012年2月

山浦　晴男

目次

第 1 章　質的研究の特徴と意義

1 | 研究とはなんだろうか
- A　仕事は呼吸 …………………………………………………………………… 1
- B　W 型問題解決モデルと「ひと仕事」 ……………………………………… 2
- C　創造的問題解決としての研究 ……………………………………………… 5

2 | 科学とはなんだろうか
- A　3 つの科学――実験科学・書斎科学・野外科学 ………………………… 5
- B　3 つの論理――演繹法・帰納法・アブダクション（発想法） ………… 7
- C　実践科学としての看護学 …………………………………………………… 8

3 | 量的研究と質的研究
- A　情報処理としての量的研究と質的研究 …………………………………… 9
- B　量的研究者からみた質的研究 ……………………………………………… 11
- C　量的研究と質的研究の連携 ………………………………………………… 12
- D　W 型問題解決モデルによる研究の類型 ………………………………… 13

4 | 質的研究の意義と質的統合法
- A　KJ 法と質的統合法 ………………………………………………………… 15
- B　質的統合法による実態把握と論理の発見 ………………………………… 15
- C　実態把握の方法としての質的研究 ………………………………………… 19

コラム 1　質的研究の醍醐味 ………………………………………………… 20

第 2 章　質的統合法によるデータ統合の進め方

はじめに
- A　質的統合法のイメージ ……………………………………… 23
- B　質的統合法の仕組み ………………………………………… 24
- C　手順と道具 …………………………………………………… 25
- D　教材事例と理論モデル ……………………………………… 27

Step1　ラベルづくり
- A　基本要領 ……………………………………………………… 28
- B　教材事例 ……………………………………………………… 29
- C　単位化の基準としての問題意識 …………………………… 30
- D　構成要素から考える1単位── 04 理論 ………………… 31

Step2　ラベル広げ
- A　基本要領 ……………………………………………………… 33
- B　教材事例 ……………………………………………………… 33
- C　ラベル広げは渾沌からの出発 ……………………………… 33

Step3　ラベル集め
- A　基本要領 ……………………………………………………… 36
- B　教材事例 ……………………………………………………… 37
- C　類似性は相対的な問題──鍋釜理論モデル ……………… 37
- D　ラベル集めと「場の全体感」──曲尺理論モデル ……… 39
- E　意味の分節化によるラベル集め──意味の手理論モデル ……………… 40

Step4　表札づくり
- A　基本要領 ……………………………………………………… 42
- B　教材事例 ……………………………………………………… 42

C	表札づくりの練習問題	43
D	04 理論に基づく表札づくり	46
E	表札づくりの 2 つの思考ルート──離陸ルートと跳躍ルート	49
F	意味の震源地としての表札──震源地測定理論モデル	50
G	表札づくりと語彙の不足感	51

Step5　グループ編成

A	基本要領	52
B	教材事例	54
C	グループ編成とラベルの抽象度──意味の鳥瞰図理論モデル	55
D	類似したラベルがない感覚──意味のレンズ理論モデル	56

Step6　見取図の作成

A	基本要領	57
B	教材事例	61
C	もう 1 つの空間配置の方法	61
D	関係思考への転換──鍋釜理論モデルふたたび	63
E	意味の分節化による空間配置──意味の手理論モデルふたたび	64
F	ラベルを動かすことの意義──ルービックキューブ理論モデル	64
G	空間配置で浮上する新たな意味──群盲象を撫ず理論モデル	65
H	空間配置とラベルの相互関係	66
I	シンボルマークの考え方	66

Step7　本図解の作成

A	基本要領	67
B	教材事例	69

Step8　シンボルモデル図の作成

A	基本要領	72
B	教材事例	72
C	シンボルモデルの考え方	72

| Step9 | 叙述化 |

- A 基本要領 …………………………………………………… 74
- B 教材事例 …………………………………………………… 75
- C 論理の抽出と文書化 ……………………………………… 76

| おわりに |

| コラム2 | 質的統合法における科学性と問題意識の問題 ……………………… 78

第3章 質的統合法を用いた質的研究の展開

1 はじめに

- A 質的研究のプロセス ……………………………………… 79
- B 教材事例と重要ポイント ………………………………… 81

2 問題意識の発掘・形成

- A 基本要領 …………………………………………………… 81
- B 教材事例 …………………………………………………… 83
- C 幸運は問題意識に宿る …………………………………… 83

3 先行研究の探査・把握

- A 基本要領 …………………………………………………… 85
- B 教材事例 …………………………………………………… 86
- C 研究力を発揮するために ………………………………… 87

4 研究テーマの設定

- A 基本要領 …………………………………………………………… 89
- B 教材事例 …………………………………………………………… 90
- C テーマ設定の2大戦略 …………………………………………… 90

5 フィールド調査の計画

- A 基本要領 …………………………………………………………… 90
- B 教材事例 …………………………………………………………… 92
- C データのバラエティと飽和化 …………………………………… 92

6 フィールド調査

- A 基本要領 …………………………………………………………… 93
- B 教材事例 …………………………………………………………… 94
- C フィールド調査の心得 …………………………………………… 95
- D 意見や思いの背景を取材する …………………………………… 96

7 データの単位化

- A 基本要領 …………………………………………………………… 98
- B 教材事例 …………………………………………………………… 99
- C ラベルの精選法 …………………………………………………… 100

8 個別分析

- A 基本要領 …………………………………………………………… 102
- B 教材事例 …………………………………………………………… 103

9 総合分析

- A 基本要領 …………………………………………………………… 103
- B 教材事例 …………………………………………………………… 105
- C 04 理論からみた理論化 ………………………………………… 107

10 個別分析比較
- A 基本要領 ……………………………………………… 109
- B 教材事例 ……………………………………………… 109

11 考察
- A 基本要領 ……………………………………………… 110
- B 教材事例 ……………………………………………… 111
- C 考察の意義 …………………………………………… 112

12 論文執筆
- A 基本要領 ……………………………………………… 113
- B 教材事例 ……………………………………………… 114
- C データ処理プロセスの追認・検証 ………………… 116

13 研究発表
- A 基本要領 ……………………………………………… 117

コラム3 質的統合法の原理と構造 ………………………… 120
コラム4 質的統合法を臨床現場で活かす ………………… 121

第4章 質的統合法のIT化

1 はじめに
- A 質的研究のIT化 ……………………………………… 123
- B パソコン上で行う質的統合法 ……………………… 123

2 データの記録と単位化
- A Wordによる逐語録と単位化 ………………………… 124

B　Excel によるデータカードシステム ……………………………………… 125

3 | データ統合

　　　A　Inspiration によるデータ統合 ………………………………………… 127
　　　B　基本要領 ………………………………………………………………… 128
　　　C　見取図・本図解・概要図・細部図 …………………………………… 132

4 | プレゼンテーション

　　　A　PowerPoint によるプレゼンテーション ……………………………… 134
　　　B　図解の効果的な見せ方 ………………………………………………… 135

　　コラム 5　考察法の概要 ………………………………………………… 137

あとがき……………………………………………………………………………… 139
さらに研鑽を深めたい人のために………………………………………………… 142

索引…………………………………………………………………………………… 143

第 1 章

質的研究の特徴と意義

1 研究とはなんだろうか

A 仕事は呼吸

　　仕事を始めて間もない頃，上司や先輩に「仕事は呼吸だよ」といわれたものである．みんなの息がぴたりと合う「阿吽の呼吸」によって仕事がうまく運ぶことを意味する，日本の文化特有の表現である．最近では，世代ごとに文化が多様化し，「阿吽の呼吸」などといっているとコミュニケーションが成り立たない状況も生まれてしまっているが，仕事とは何かを考えるうえで，この表現は示唆に富んでいる．

　　息を吸い，身体のなかに酸素を取り込んで，息を吐く．こうした呼吸の連続によって，わたしたちは命を保っている．日々行っているさまざまな仕事のプロセスも，このイメージに重ねることができる．現場の情報を吸い込んで判断し，みずからに取り込んで決断した後，頭のなかのアイデアを吐き出して実行する．このような，判断→決断→実行のプロセスは，決断を折り返し地点とした「ひと呼吸」とみなすことができる．まさに「仕事は呼吸」なのである．

　　わたしたちの人生は，大小さまざまな「ひと仕事」の連続である．研究もその例外ではない．そして誤解をおそれずにいえば，「研究も呼吸」なのである．もちろん，研究結果を第三者に理解してもらうためには，「阿吽の呼吸」では通じない．しっかりとしたデータを用いて，結論に至るまでのデータの加工過程を明らかにしなければならない．しかし，ふだん行っている「ひと仕事」と，基本構造はかなりの部分で共通している．

　　ともするとわたしたちは，研究を何か特別な行為と考えがちである．しかし，そうした思考は，研究の敷居を必要以上に高くしているのではないだろうか．本章ではまず，「ひと仕事」という考え方から，研究という行為を概観することから始めたい．そのうえで，質的研究の位置づけや看護領域とのかかわりについて整理し，本書の導入とする．

B　W型問題解決モデルと「ひと仕事」

　研究も「ひと仕事」であると述べたが，この「ひと仕事」とはどのようなものなのか，もう少し分析的に探ってみよう．質的統合法の基盤であるKJ法を創案した川喜田二郎氏は，さまざまな「ひと仕事」を問題解決に向けた過程と考えた．その具体的な構造は，図1-1のモデルで示される．このモデルは，川喜田氏と哲学者・上山春平氏が，論理学的な観点からわたしたちの思考過程についての議論をするなかで生まれたといわれている．議論の後，川喜田氏が自分の研究業務や大学での仕事の事例を分析・総合し，この図を完成させた．ローマ字のW型にみえるところから，W型問題解決モデルとよばれている（川喜田，1986）．

　モデルの上部中央にある家は，「知識の収納庫」とよばれている．さまざまな知識・技術・技能が保存される場をイメージしており，あらゆる問題解決の起点となる．歴史的には図書館がこの機能を果たしてきたが，情報化社会の現代ではコンピュータも同等の位置づけにある．わたしたちの身体におきかえるなら，脳がその機能を担っているといってよいだろう．知識の収納庫は，次の3つの部分から成り立っており，それぞれ異なる性質の知識・技術・技能を反映している．

- 専門知識・技術・技能

　専門化された知識である．細部にわたってきちんと整理され，必要なときにすぐ取り出して問題の解決に供することができる．専門職としての医師や看護師は，こうした知識を豊富にストックしているといえる．この知識は専門領域について掘り下げられているのが特徴で，奥に深く広がるイメージである．

- 教養知識・技術・技能

　専門知識ほどこと細かくはないが，それなりに整理され，必要なときにすぐ取り出すことができる知識である．直面する問題について多角的に知識を動員し，ものごとを考える際に機能する．広い視野の源の知識といえ，幅広いイメージである．

- 経験知識・技術・技能

　生まれたときから現在までさまざまな体験や経験をとおしてストックされた知識である．きちんと整理されていないため，体系立てて使うことが難しい．しかし，量において特徴があり，無限に湧く泉のようなイメージである．

　こうした知識の収納庫を前提に，わたしたちが現場である問題Xと出会ったとしよう．これを示すのが「コースP」である（図1-1）．下側にある「経験レベル」とは，すなわち現場のことである．たいていの場合，問題に遭遇することで一瞬だけ戸惑うが，すぐさま知識の収納庫にあるストックをもとに，解決に役立つ知識・技術・技能を駆使して対処することとなる．この場合，経験レベルで問題が解決するので，B→C→F→Gを経て「コースR」へと進むこととなる．これは問題解決にすでに

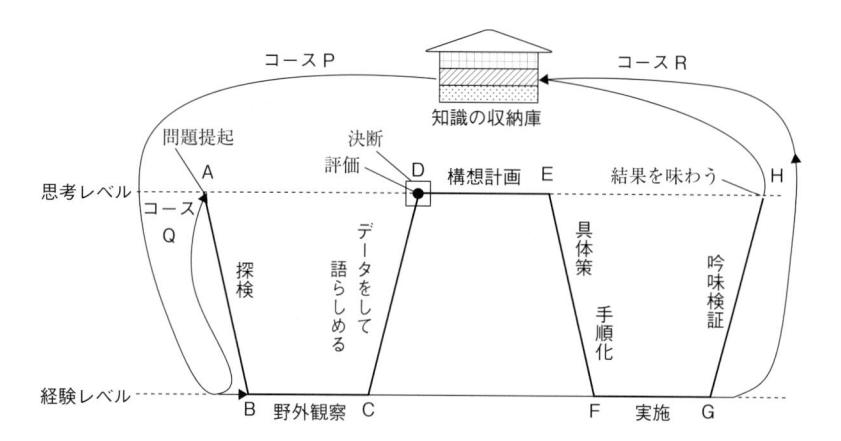

図 1-1　W 型問題解決モデル
［川喜田二郎 (1986). KJ 法―渾沌をして語らしめる. 中央公論社, p.33 第 4 図 B より引用］

もっている知識・技術・技能を適用することで，その有効性を経験レベルで再確認するコースであり，再確認コースとよばれている．わたしたちの日常的な「ひと仕事」でいえば，ルーティン的な「さばく仕事」がこれにあたる．

今度は別の問題 Y に遭遇し，知識の収納庫のストックだけでは対応できない状況が発生したとしよう．このような状況下では，問題に遭遇して生じる戸惑いは一瞬ではなく継続する．そうすると経験レベルだけでは対処できなくなり，「コース P」から「コース Q」を経て「思考レベル」へと進み，再確認コースとは別の道をたどることとなる．

W 型コースとよばれるこのコースでは，わたしたちの心のなかの「戸惑い」を明確にすることが最初の手がかりとなる．最初に思考レベルの A 点で，「問題提起」を行う．問題意識の発掘・形成の作業である．しかし，ここで明らかになるのは，あくまで心のなかの戸惑いの姿なので，これを羅針盤にふたたび現場へ「探検」に出かける (A→B)．そして，この問題意識に関係ありそうな現場で起こっている情報を，調査・取材する (B→C)．この目的のフィールドに出向いて調査・取材する過程を，「野外観察」とよんでいる．

野外観察によって入手できる情報は，それぞれが「断片情報」であり，集まってきた情報は，全体としてはバラバラのままである．これらのバラバラな情報群をわかりやすくまとめ，ふたたび頭のなかに情報を持ち帰るのが，「データをして語らしめる」過程である (C→D)．こうして問題をめぐる実態の構造が浮かびあがる．仮説を発想する段階といってもよい．

このとき，最初の問題意識 (A 点) から，浮かび上がってきた実態の構造に光を当てると，「ここが問題の急所 (ポイント) だ」という見定めがしやすくなり，問題解決に打って出るための決断が可能となる．この「評価」と，それをもとにした「決断」を行うのが D 点である．組織やグループにおける問題解決であれば，意思決定がこれにあたる．

1　研究とはなんだろうか　3

評価・決断がついたら，今度は推論によって思考レベルで解決策を立案する（D→E）．すなわち「問題の急所が○○とするなら，△△すればきっと□□になるだろう．よって△△しよう」という思考展開で解決策を案出する．この思考展開は，「仮説に基づく推論とその帰結」といってもよいだろう．複数の解決案をまとめて全体像を描いたものを，川喜田氏が「構想」とよんだことから，この過程は「構想計画」と名づけられている．

構想計画ができたら，現実的な問題解決のためにそれを経験レベル（現場）に落とし込む（E→F）．構想計画をもとに「具体策」を立案し，それをどのような作業・順番で実現するのかを「手順化」する．いわゆるプログラムや実験計画がこれにあたる．

具体策が固まり，手順化が終わったら，それらを「実施」する（F→G）．この過程は，構想計画における思考展開の「よって△△しよう」の部分にあたり，「仮説に基づく推論とその帰結」に対してなされる実験観察である．

得られた観察結果は，ふたたび思考レベルで「吟味検証」され（G→H），最後に結論へと至る．問題Yの解決に携わった人たちにとっては，「結果を味わう」段階である（H点）．

W型コースでは，経験レベルと思考レベルを行ったり来たりすることで，知識の収納庫だけでは対応できなかった問題を解決する．再確認コースを「さばく仕事」とするなら，このコースは「智慧をはたらかせる仕事」にあたる．なお，「結果を味わう」なかで次のような成果を得ることができる点もW型コースの特徴である．

- 実利（具体的な産物）
- 達成の体験（問題解決に携わった関係者の充実感ややりがい）
- 新たな経験・知識・ノウハウ

3番目の新たな経験・知識・ノウハウは，Hから知識の収納庫に収納することで，ふたたび同様な問題が発生したときに活用できる．このように新たな知を生み出すことから，W型コースによる問題解決は，創造的問題解決といいかえてもよいだろう．

W型問題解決モデルによる「ひと仕事」の構造は，先述した「ひと呼吸」という観点からみると以下のようになる．

W型コースでは，現場から情報を吸い込んで判断するA→B→C→Dの過程が，息を吸い込む段階にあたる．決断を行うD点は呼吸の折り返し地点になる．そして，D→E→F→G→Hの過程で，まさに息を吐き出すように，現場に向かってアイデアを発想し実行する．

再確認コースも同様に，息を吸い込む段階（B→C）で問題に遭遇し，現場から情報を吸い込んで判断する．このコースでは戸惑いもないので，そのまま決断の過程を経るまでもなく（C→F），知識の収納庫にストックされた知識を使って問題に対処する（F→G）．すなわち実行であり，息を吐き出す段階にあたる．

少し複雑に思えるかもしれないが，いずれのコースも「仕事は呼吸」が示唆するように，「ひと呼吸」のイメージをもってとらえるとよい．

C 創造的問題解決としての研究

　2つの問題解決コースのうち，W型コースは「智慧をはたらかせる仕事」であり，創造的問題解決であると説明した．これはまさに，未知のテーマを解明し，新たな知を創造する行為であり，研究の本質にほかならない．最初に研究も「ひと仕事」であり，「呼吸」であるとしたゆえんはここにある．

　とはいえ，W型問題解決モデルはさまざまな種類の問題解決を想定しており，創造的問題解決と研究は，完全に同一のものとはいえないかもしれない．厳密な意味での区別は難しいが，創造的問題解決が科学的な研究たりうるには，次の2つの要件を満たす必要があるのではないかと考えている．

- ある学問領域において，未解明の問題がテーマに設定されている．
- 結論に至るまでのプロセスが，関係者に追認・検証可能な形で可視化されている．

　また，得られる結果という観点からいえば，個々の現場での創造的問題解決の多くは，実利（具体的な産物）を第一義としているが，研究においては，新たな経験・知識・ノウハウの獲得が第一義となるという違いがある．

2　科学とはなんだろうか

A　3つの科学——実験科学・書斎科学・野外科学

　日々わたしたちが行っている問題解決には，さまざまな種類がある．しかし，その根底には「探究する」あるいは「科学する」という姿勢が共通して存在しているといえるだろう．とくに研究の文脈では，「科学する」とはどういうことかを意識することが重要な意味をもつ．

　川喜田氏は，「科学する」ことについて，歴史的背景や思考・方法の違いから異なる3つのアプローチがあることを指摘した．すなわち，実験科学・書斎科学・野外科学である．そしてこれらの科学は，図1-2で示すように，W型問題解決モデルに沿って説明することが可能である．

- 実験科学

　西欧近代科学として発達を遂げてきた科学であり，仮説検証型の思考に基づいて，分析・実験・数値化・数量化・解析することが具体的な方法の中心となる．モデルでは，後半のE→F→G→H（具体策・手順化→実施→吟味検証→結果を味わう）の過程に合致する．近代の産業史において，現実的かつ多大な物理的成果をもたらした結果，今日では，「科学＝実験科学」とみなされる状況を呈することになった．

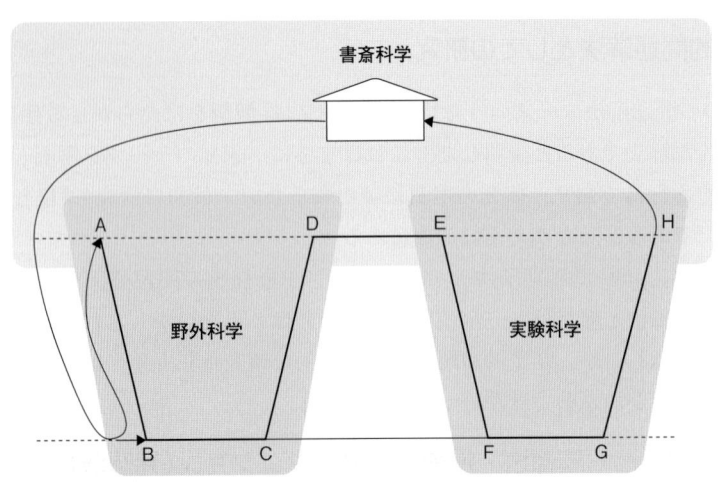

図1-2　W型問題解決モデルによる3つの科学
[川喜田二郎(1986). KJ法―渾沌をして語らしめる. 中央公論社, p.469 第83図より引用]

- 書斎科学

　歴史的には実験科学より古くに発達したと考えられる．論理推論型の思考に基づいて，研究者の頭のなかで行われる作業が方法の中心となる．モデルでは，思考レベルのD→E(評価・決断→構想計画)に知識の収納庫を含めた過程(A→D→E→H)に合致する．論理学や古文書学などが例である．

- 野外科学

　歴史的には発達が遅れている科学であり，仮説発想型の思考に基づいて，現場のデータを収集・統合化・総合化することが具体的な方法の中心となる．モデルでは，前半のA→B→C→Dの過程(問題提起→探検→野外観察→データをして語らしめる)に合致する．従来は一部の学者や研究者によって名人芸的になされており，方法・技術化できない思考過程とみなされてきた領域でもある．

　川喜田氏は，実験科学と野外科学はともに経験科学であるとし，2つが両輪をなす形で発達することが不可欠だとしている．これは，研究の文脈に限ったことではない．川喜田氏は，現代社会のさまざまな問題は，実験科学が肥大化し，野外科学の発達が遅れているため，両輪が並行して前進せずに空回りしていることに起因していると説明している．つまり，実験科学と釣り合う形で野外科学を発達させていくことが，現代社会の問題を解決していくための道筋になると主張している．
　質的研究はまさにこの野外科学の方法を用いた研究領域であり，その科学的方法論の構築は今日的な課題といえよう．KJ法は，こうした背景のなかで創案された方法論である．

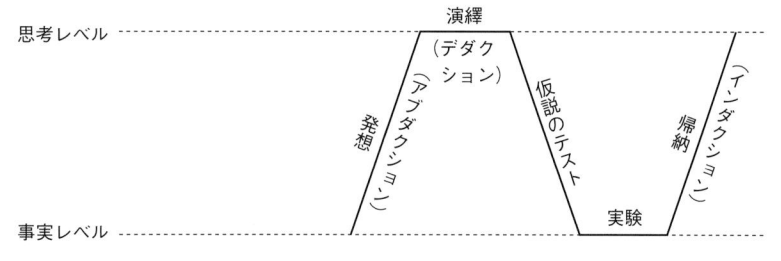

図 1-3　W 型問題解決モデルの原型となる 3 つの論理
[川喜田二郎(1986). KJ 法―渾沌をして語らしめる. 中央公論社, p.32 第 4 図 A より引用]

B　3つの論理――演繹法・帰納法・アブダクション(発想法)

　W 型問題解決モデルは，演繹法・帰納法・アブダクション(発想法)という学問探究における 3 つの論理を内在している．これを示したのが**図 1-3** である．この図は，先述した川喜田氏と上山氏との議論のなかで生み出された，W 型解決モデルの原案である．**図 1-1** の W 型問題解決モデルに照らし合わせると，「発想(アブダクション)」は C → D，「演繹(デダクション)」は D → E，「仮説のテスト」は E → F，「実験」は F → G，「帰納(インダクション)」は G → H の過程に相当する．なお，ここでいう「事実レベル」は，**図 1-1** の「経験レベル」と同義である．この 3 つの論理は，W 型問題解決モデルに基づいて研究を考える際の核心部分となるので，川喜田氏の言葉を直接引きながら説明しよう(川喜田，1973；1986)．

　たとえば，看護記録や患者や家族のインタビューからの逐語録をもとにデータ化したとする．このようなフィールド調査で得たデータをまとめる作業は，W 型問題解決モデルの C → D に位置づけられる．この「大小各種の仮説がデータに即して生まれおちる」過程がアブダクション(発想法)である．そして，「そのなかから重要で魅力的な仮説がどれか」を評価し，その結果「以後，どの仮説を採択し検証に持ち込むか」を決断する(D 点)．

　演繹法はそれに続く D → E の過程であり，「もしこの仮説が正しいとすれば，こういうふうに展開しブレークダウンできるはずであると演繹的に推論する部分」である．推論に引き続き，「その仮説を事実レベルで確かめる」ための「段取りをするステップ」である E → F を経て，F → G で「実験」がなされる．

　最後の G → H で，「実験で得られたデータを吟味検証する」過程が帰納法である．KJ 法は，C → D の「データをまとめる」区間の方法であり，アブダクションである．

　アブダクションという用語を命名したのは哲学者パースである．『コンサイス 20 世紀思想事典』では，アブダクションの概要について，演繹法・帰納法との関係に言及しつつ以下のように説明している(木田ら，1989)．

　　パースによれば，われわれの科学的探究は，ある仮説の必然的帰結を確定するところの演繹〈ディダクション〉と，この帰結が観察事実といかに近似す

るかを見定めるところの帰納〈インダクション〉に先だって，それまで説明のついていない不規則的現象のなかに1つの法則的秩序を見出す過程としてのアブダクションを必要とする．この方法は，ある与えられた現象を有意味で合理的な全体として把握するために，その現象を仮構的に解読するものである．

　W型問題解決モデルの構造でみてきた「発想法→演繹法→帰納法」のプロセスは，この説明からも読み取ることができる．
　図1-3の説明に図1-2の3つの科学を重ねると，野外科学の中核は，野外調査とそこから得られたデータをまとめるアブダクションにあることがわかる．これらの過程の手続き化をはかることが，質的研究法の基礎となる．川喜田氏は，KJ法による手続き化を通して，質的研究法の技術化の基礎を築いたのである．

C 実践科学としての看護学

　それでは，看護学はどのような科学なのだろうか．しばしば，看護学は「実践科学」であるといわれている．佐藤禮子氏は次のように述べている（佐藤，2006）．

> 　看護学領域は，常に現場から物事を捉え，必ず現場へ帰していくという発想を必要としている．臨床看護の現場は混沌としている．看護学を発達させるには，<u>その現場に潜む問題を顕著にして，問題の本質を考え，原因を追究し，その上で解決策を導き出す</u>，という一連の思考と実際的手段を持つことが必須といえる．
> 　……（中略）……
> 　看護学は実践の科学である．このことは，看護とは，専門的知識と技術，そして態度を身につけた看護専門職者と呼ばれる者が，<u>実際に自分自身を通して看護を実践することによって</u>，<u>初めて形を成し人にわかってもらえる</u>ものだということを意味している．

（アンダーラインは筆者による）

　看護学における研究は，専門的知識と技術・態度を探究し，新たな知的創造を行う使命があるといってよいだろう．この「看護学＝実践科学」というとらえ方は，W型問題解決モデルの構造と符牒する．アンダーラインを引いた部分に注目してほしい．まず，「その現場に潜む問題を顕著にして問題の本質を考え，原因を追究し」がA→B→C→Dに，「その上で解決策を導き出す」がD→E→Fにあてはまる．さらに，「実際に自分自身を通して看護を実践することによって」がF→Gに，「初めて形を成して人にわかってもらえる」がG→Hにあてはまる．このように，看護学における研究は，渾沌とした臨床現場の実態把握に基づく創造的問題解決としての側面をもつ．ゆえに，看護学における質的研究は，渾沌とした臨床現場における問題の解決に寄与できてはじめてその存在意義があるといえよう．

3 | 量的研究と質的研究

A 情報処理としての量的研究と質的研究

　これまでの看護研究の文脈では，量的研究か質的研究かといった二者択一的な議論が少なくなかった．しかも，実験科学を柱とする医学の分野からは，ときとして質的研究は科学的ではないとみなされてきた経緯がある．そこで両者の共通性と違いを整理しながら，質的研究の位置づけを考えてみたい．

　質的研究も量的研究も経験科学である．両者ともこの世界を観察し，データとして記述して記録にとどめる．そして，データをなんらかの形でまとめて現実を把握する．このように，現実に広がる情報を処理するという点で同じ過程をたどっているといえよう．

　こうした情報処理は研究に限らず，わたしたちの日々の仕事でも行われている．研究的なデータの記録は行わないにしても，頭のなかや心のなかで観察・情報収集し，情報をまとめて現実を把握することで，判断・決断を経た対処が実現可能となる．もちろん，科学的な研究であるためには，得られた結論（判断）に至るまでの「観察→記録→まとめ」のプロセスがガラス張りとなり，第三者の目で追認・検証可能な手続きをとることが必須であるのは，Ｗ型問題解決モデルを説明する際に述べたとおりである．

　情報処理の過程は，データの種類とまとめ方によって次のように分類することができる．

　まず，この世界を観察することで得られるデータは，2種類に大別できる．1つは量的データで，さまざまな現象の数値化・数量化されたデータである．文化人類学では「定量的データ」とよぶ．「今日の気温は28℃である」といった形で度数化して現実を把握するのがその例である．もう1つは質的データで，さまざまな現象の事例的・記述的なデータである．「定性的データ」ともよぶ．「1週間前に風邪はいったん治ったのだが，ひとりで静かにしているとなんともないのに，電話で話したり人と話したりする場面で大きく息を吸い込むと咳き込んでしまい，困っている」といった記述がその例である．

　情報のまとめ方にも2つの類型がある．1つはトップダウン型で，すでにある理論やカテゴリーにデータをあてはめるやり方である．いわゆるデータを分類・整理するタイプである．もう1つはボトムアップ型で，個々のデータから新たな理論やカテゴリーを生み出すやり方である．データの訴える内容にしたがって体系立てるタイプである．

　データの種類とまとめ方の類型の違いから，情報処理には4つのパターンが成り立つことになる．それぞれのパターンに基づいて量的研究と質的研究を整理すると，以下のようになる．

表 1-1　情報処理からみた量的研究と質的研究の特徴

情報のまとめ方	量的データ	質的データ
トップダウン型	実験・調査計画の条件設定に基づく数値データの解析	理論やカテゴリーに基づく記述データの分類・整理
ボトムアップ型	数値データに基づく相関・分布の把握と論理や理論の実証的解釈	記述データに基づく実態把握と論理や理論の仮説的発想

- 量的データをトップダウン型でまとめる

　ある決まった枠組みに対して量的データをあてはめていくアプローチである．実験計画や調査計画などの条件設定に基づいて，数値データを解析する研究がこの類型にあたる．

- 質的データをトップダウン型でまとめる

　ある決まった枠組みに対して質的データをあてはめていくアプローチである．あらかじめ理論やカテゴリーを設定し，記述データを分類・整理する研究がこの類型にあたる．

- 質的データをボトムアップ型でまとめる

　バラバラな質的データをまとめ，新しく論理や理論を生み出すアプローチである．渾沌とした記述データをもとに実態把握を行い，論理や理論を仮説的に発想する研究がこの類型にあたる．

- 量的データをボトムアップ型でまとめる

　整理した数値データを積み重ねていくことで相関や分布などを把握し，論理や理論を実証的に解釈する研究がこの類型にあたる．

　これらのパターンをまとめると表 1-1 のようになる．量的研究と質的研究という区分は，データの種類に注目したものといえよう．一方で，量的研究と質的研究のそれぞれにトップダウンとボトムアップのアプローチが存在することから，情報のまとめ方という観点で両者を整理することも可能である．先にも述べたように，ともに経験科学である量的研究と質的研究は，世界の情報をなんらかの形で処理するという目的で共通している．ゆえに，どのように情報をまとめるかという観点でとらえなおすこともまた，両者の関係を考えるうえでは重要なのである．

　このように，質的研究と量的研究が単純な対立構図に収まるようなものではないことが理解できるだろう．それぞれの位置づけを把握したうえで使いこなすことが重要なのである．川喜田氏の創案したKJ法や，それをもとにした質的統合法は，質的データをボトムアップ型でまとめるアプローチである．

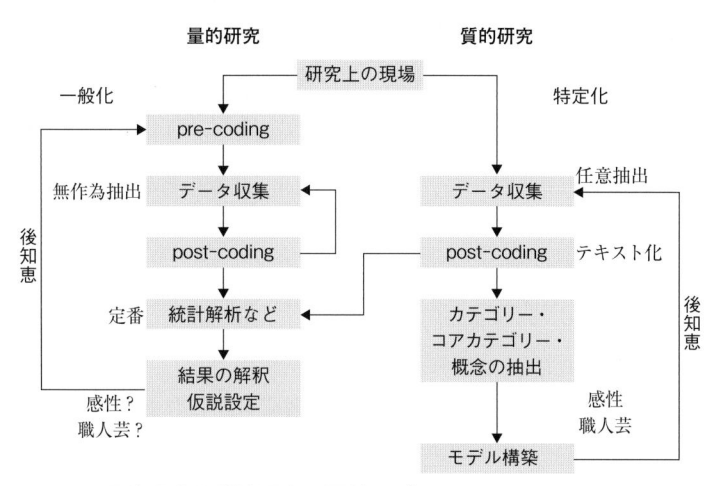

図 1-4　量的研究と質的研究の関係モデル
［髙木廣文・林邦彦（2006）．エビデンスのための看護研究の読み方・進め方．中山書店，p.7 図 1-1 より一部改変］

B　量的研究者からみた質的研究

　質的研究と量的研究の連携について，日本質的心理学会の第 2 回大会（2005 年）に参加したときに得た示唆を紹介したい．自主シンポジウムの 1 つ「質的研究におけるアブダクションを考える」の話題提供者の髙木廣文氏は，統計学や疫学といった量的研究を専門としているが，質的研究についても造詣が深い．

　髙木氏は，シンポジウムのなかで，図 1-4 のような量的研究法と質的研究法の対比図を提示した．このモデルにおいて量的研究のプロセスは，研究の現場で「pre-coding→データ収集→post-coding→統計解析など→結果の解釈・仮説設定」のサイクルをなす．他方，質的研究のプロセスは，「データ収集→post-coding→カテゴリー・コアカテゴリー・概念の抽出→モデル構築」のサイクルをなすとしている．

　このモデルでの質的研究のプロセスは，グラウンデッド・セオリー・アプローチに基づいており，KJ 法やそれをもとにした質的統合法とは類似のプロセスをとりつつも，技術的な内容はかなり異なっている．この問題については本書では立ち入らないが，とくに注目すべき点は，量的研究における「結果の解釈・仮説の設定」に「感性・職人芸」の色彩が疑問符つきながら存在しているという指摘である．あわせて，それに対応する「カテゴリー・コアカテゴリー・概念の抽出」と「モデル構築」が「感性・職人芸」に依拠しているという見方である．

　ともすると，「量的研究は客観的だから科学的だが，質的研究は主観的なので科学的ではない」といった議論がされがちである．しかし，ともに「感性・職人芸」といった主観性にかかわる要素を含んでおり，質的研究を主観性という理由から科学的でないと判断し，排除するには無理があるということがわかる．

　古来，職人にはそれぞれの分野に応じた固有の技術があり，腕を磨くことで名人と

表1-2 量的研究と質的研究の対比

	量的研究(実験科学)	質的研究(野外科学)
出発点	条件設定に基づく	渾沌とした現場に基づく
研究の主眼	普遍性・法則性の追求によって理論化と技術化をはかる	普遍性・法則性の追求によって理論化・技術化とともに，個性・独自性を把握する
科学的方法の中心	分析・実験・数値化・数量化・解析	現場の質的データの収集，統合化，総合化

よばれる域に達する道が開かれている．質的研究も，これとまったく同じであると考えられる．髙木氏はシンポジウムのなかで，「グラウンデッド・セオリー・アプローチの独学は難しく，研究者間での相互作業のなかでみずから獲得していくもの」としており，この指摘はKJ法や質的統合法にもあてはまる．

あわせて髙木氏は，「感性・職人芸」においては，「アートとサイエンスの融合」が重要であることを指摘している．この考え方からすると，「アートとサイエンスの融合」を体現した結果として養われる「感性・職人芸」は，徒弟制度のもとで伝授される職人の技術というよりは，ある種の学術的スキルとしてとらえたほうが適切であろう．実験科学においても，「感性・職人芸」に通じる実験のスキルを磨くことが重要で，それによって精度や結果までもが変わってくるという話をよく耳にする．このような学術的スキルは，一見すると質的研究に特有のもののように思われるかもしれないが，質的研究と量的研究の両方に共通して必要な技術であると考えられる．

C 量的研究と質的研究の連携

すでに述べたW型問題解決モデルや「看護学＝実践科学」の観点から，質的研究と量的研究は積極的な相補関係に立つといえる．また，図1-4の髙木氏のモデルにおいても，質的研究の「post-coding」から量的研究の「統計解析など」へ矢印が示されており，ここに両者の連携が想定されている．

これらの知見をまとめると，表1-2のようになる．量的研究(実験科学)による研究の主眼は，条件設定から普遍性・法則性を追求し，理論化・技術化をはかることである．すなわち，仮説に基づいて条件を設定し，実験を重ねることで数値化・数量化した後に解析を行う．その結果から理論化・技術化をはかるのである．ここでの科学的方法の中心は，分析・実験・数値化・数量化・解析となる．

質的研究(野外科学)による研究の主眼は，渾沌とした現場から普遍性・法則性を追求し，理論化・技術化をはかるとともに，個性・独自性を把握することである．このように，普遍性・法則性の追求と個性・独自性の把握が共存しているのが質的研究の特徴である．そのため，必然的に個々の事例研究を積み重ねていくことが重要となる．

事例研究では，その事例固有の個性・独自性が把握されるとともに，普遍性・法則性につながる論理が追求されることで，実態把握がなされる．ここでの科学的方法の

```
野外観察によって得られた個々の断片データは，個々それぞれに普遍性・
法則性と個性・独自性をもつ
                    ↓
事例研究によって，その事例に固有の個性・独自性を把握し，普遍性・
法則性につながる論理を把握することで，事例の実態把握が可能となる
                    ↓
複数の事例研究から，事例に内在する論理の発見を積み重ねることで，
事例に共通する論理を洞察し理論化をはかる
                    ↓
理論化に基づく技術化（看護技術や各種の評価尺度の設計など）
                    ↓
量的な検証（アンケート調査など）・実行型の量的な検証（実践による調査）
```

図1-5　相補関係に立つ量的研究と質的研究の流れ

中心は，現場の質的データの収集・統合化・総合化となる．そこからさらに，事例に内在する論理の発見を積み重ねることで，数多くの事例に共通に内在する論理を洞察し，理論化・技術化をはかるのである．もちろん，「実践科学」としての看護学においては，理論化・技術化から実践・検証へと進むことが重要であるが，それらを導くという意味において，事例研究に基づく質的研究が果たす役割は大きい．

　ここで，野外科学としての質的研究が実践・検証へと進むには，実験科学としての量的研究との連携が不可欠であるということを強調しておきたい．量的研究と質的研究を単純に相反するものととらえてしまうと，この点を見落としてしまう．逆に実験科学としての量的研究の立場からは，大胆かつ画期的な仮説に基づく研究を行うためには，野外科学としての質的研究との連携が不可欠なのである．こうした相補関係に基づく研究の流れを示したのが図1-5である．

D　W型問題解決モデルによる研究の類型

　これまで，研究という行為を広く全般的にとらえたときの量的研究と質的研究の相補関係について述べてきたが，個々の研究については，問題解決をどの段階まで進めるかによってより詳細な類型化が可能である．図1-1のW型問題解決モデルの過程を指標にすると，次のような5つの類型を想定することができる．

- 個別研究：A→B→C→D(→E)
　個別事例の実態解明によって論理を抽出する研究である．質的研究における事例研究がこれにあたる．モデルではA→B→C→Dに相当する．ただし，実際の研究論文では，「よって〜する必要がある」といった言及が結論部分でなされ，解決や対処の方向の指針を示すことが多いので，Eまでを含める．

- 総合研究：A→B→C→D(→E)
 複数の個別研究の成果をもとに実態解明を行い，事例間に共通する論理や事例全体を包括する論理を抽出し，理論化をはかる研究である．モデル上の流れは個別研究と同様である．

- 処方抽出・構築研究：(A→B→C→)D→E→F
 理論に基づく技術化をはかる研究である．総合研究をふまえ，仮説としての理論に基づいた処方を構築する．ここでの処方とは「実践の道具」という意味で用いる用語である．たとえば，看護技術や各種の評価尺度の設計などの研究がこの類型にあたる．処方抽出・構築研究だけに焦点を当てればD→E→Fにあたるが，前提として論理の抽出と理論化の研究ステップが必要となるのでA→B→Cを加えている．

- 処方検証研究：(A→B→C→D→E→)F→G→H
 総合研究や処方抽出・構築研究の結果を受けて，アンケート調査などによる量的な検証を重ねる研究である．総合研究で構築した理論がどの程度正しいのか，処方抽出・構築研究から導き出された処方の適用範囲や有効性はどの程度かといった事項を検証する．モデルのA～Hの全過程をたどるが，検証・実証だけに焦点を当てれば，F→G→Hにあたる．

- 処方実証研究：(A→B→C→D→E→)F→G→H
 処方抽出・構築研究の結果を受けて，実行型の量的な検証を重ねる研究である．たとえば，処方を看護現場で実際に適用し，その有効性を量的に確かめる研究がこの類型にあたる．処方実証研究は，総合研究で得られた理論に対する実証的研究としての意味をもつ．モデル上の流れは処方検証研究と同様である．

 これらの各類型がそれぞれに関連していることからも，量的研究と質的関係の積極的な関係を見て取ることができる．また，5つの類型を1つの流れとしてみると，図1-5にも合致する．
 実際に研究に取り組むときは，どのような類型の研究を行うかを確認しておくとよい．この5類型をもとにすると，現実に役立てるという視点からの位置づけが明確になるので，「実践科学」としての看護学においては重要な出発点になる．

4 質的研究の意義と質的統合法

A KJ法と質的統合法

　繰り返しになるが，本書で扱う質的統合法は，KJ法に基礎をおいている．KJ法は，野外科学におけるアブダクションの過程を手続き化したものであり，さまざまな現場の実態把握や問題解決のための方法として，いまなお盛んに用いられている．このKJ法の起こりについて，ここで簡単にふれておきたい．

　川喜田氏は，1952～1953年頃に奈良県のある村で1週間ほど調査を行い，取材したデータをまとめる作業のなかで，KJ法へのきっかけをつかんだという．当時は戦後間もないころで物資も不足がちな時代であったが，当時の図書カードの裏側を利用してデータを書き込んだ．1枚のカードには1つのまとまりをもった内容を記入した．図書カードのサイズは現在の名刺サイズくらいだったそうだ．

　それらを大きな机に並べて広げ，じっと眺めながら，カードどうしのまとまりに注目すると，ある集め方をすると説明がしやすくなるが，別の集め方をするとうまく説明がつかなくなるという現象を発見した．そして，どのようなまとまりのグループをつくって並べていったら，すべてのカードを辻褄が合う形で説明できるかを試みたという．KJ法の最初の出発点は，「バラバラな断片情報が，すべて辻褄が合う形で説明できるようにする」ことだったといえよう．

　その後，ネパール・ヒマラヤ地域の民族調査とその学術報告のまとめのなかで，川喜田氏はKJ法を体系化していくこととなる．当初は「この方法」とよんでいたそうだが，第三者に説明する都合から，カードを使った作業にちなんで「紙切れ法」と名づけられた．ところがある研究会で，説明資料の隅に「KJ」とイニシャルが記してあったことに着目した生態学者・民族学者の梅棹忠夫氏が，「紙切れ法」ではわかりにくいので「KJ法」としたらどうかと提案し，川喜田氏がそれを受けて現在の名称になったという経緯がある．

　筆者は，川喜田氏が主宰した「移動大学」の第1回(1969年8月)に参加したことがきっかけでKJ法にふれ，その後20年間川喜田氏のもとで研究と教育(研修指導)と実践に取り組んだ．そして研究所を離れて20年が経過し，質的研究法に用いるという観点から，より多くの人が理解しやすいように研究開発を続けている．質的統合法は，KJ法の基本原理と技術をもとに，看護分野などにおける質的研究法として実践的に発展させてきたものである．

B 質的統合法による実態把握と論理の発見

　事例研究は質的研究の基礎であるが，看護研究の文脈においてはなおのこと重要である．看護学は，臨床現場における個々の患者を対象にしており，個別の事例を把握することが基本になっている．つまり，個人の把握なくしては，看護実践は成り立たない．事例研究は，看護学の本質といってよいだろう．

事例研究では，1つの事例のもつ個性・独自性を把握しつつ，事例に内在する論理を抽出・発見することが主眼となる．それは普遍性・法則性の追求でもある．いわばボトムアップ的に質的データを統合する作業であり，KJ法やそれをもとにした質的統合法はここで力を発揮する．

　では，質的統合法を用いた事例研究で，どのような論理が抽出・発見されるのか具体的にみていこう．紹介するのは，筆者がスーパーバイズした前川智子氏による修士論文『医療介入を伴う経腟分娩となった女性の出産体験について』からの1事例である（前川，2008）．研究の目的は，医療介入を伴う経腟分娩となった女性が出産体験をどのように想起し，その体験の統合へ向けてどのように受け止めるか，という過程を明らかにすることであった．

　分析に用いたデータは，半構成的面接法によって得られた逐語録と「お産の振り返りシート」に記入された文章である．このシートの記述欄は自由記述方式で，「印象に残っている出来事」と「そのときの思い・現在の思い」の2点についてたずねている．この研究では，117のデータが分析対象となっており，これらを質的統合法によって統合した結果，図1-6 で示されるような7つの項目に集約された．

　この図解から，以下のような実態を読み取ることができる．なお，質的統合法の手順については第2章で詳しく説明する．初見では図解でわかりにくい部分も出てくるかもしれないが，あまり気にせずに読み進めてほしい．図解の四角の枠内に示した内容（ラベルとよぶ）と枠外の見出し（シンボルマークとよぶ）に注目すると理解がしやすいだろう．

　　お産の「初期」は，「痛みの不安と誕生を迎える喜びが入り交じる心」の状態であった．すなわち，「お産が始まった頃の気持ちは，これからどんな痛みが待っているのかと不安だったり，動きにくかったから楽になりたいというのや，赤ちゃんの顔がみたいという，不安と喜びが入り交じった気持ちで，心の準備ができていなかった」としている．

　　しかし，やがて「停滞期」に入り，「どんな手立てでもよいからお産を終えたい一心」となる．すなわち，「分娩進行が停滞したとき，疲れと眠気で理解能力が低下していて，怒責感はわかなかったが，無痛分娩とか帝王切開にならないか聞いたり，いきんだら分娩室に行けるのかと思ったり，どうにかしてお産を終わりにしたかった」．

　　そして「終期」には，「促進剤・吸引分娩の現実化と痛みの残存」となった．すなわち，「順調でその日のうちに生まれると思ったのに分娩進行が停滞して促進剤が必要になったり，吸引分娩でお腹を押されて，いきまなくても出ると思ったのに限界までいきむことになり，出たら楽になれると生まれたときはホッとしたのに，生まれた後もまだ痛かった」．

　　この間の「分娩時」は，「想像以上の痛みと胎児娩出感の不在感」を抱いている．すなわち，「陣痛は，強くなってきたときは，動作が止まるほどの腰のしびれるような感覚の想像以上の痛みで，胎児娩出感は，陣痛促進剤を使っ

分娩時：想像以上の痛みと胎児娩出感の不在感

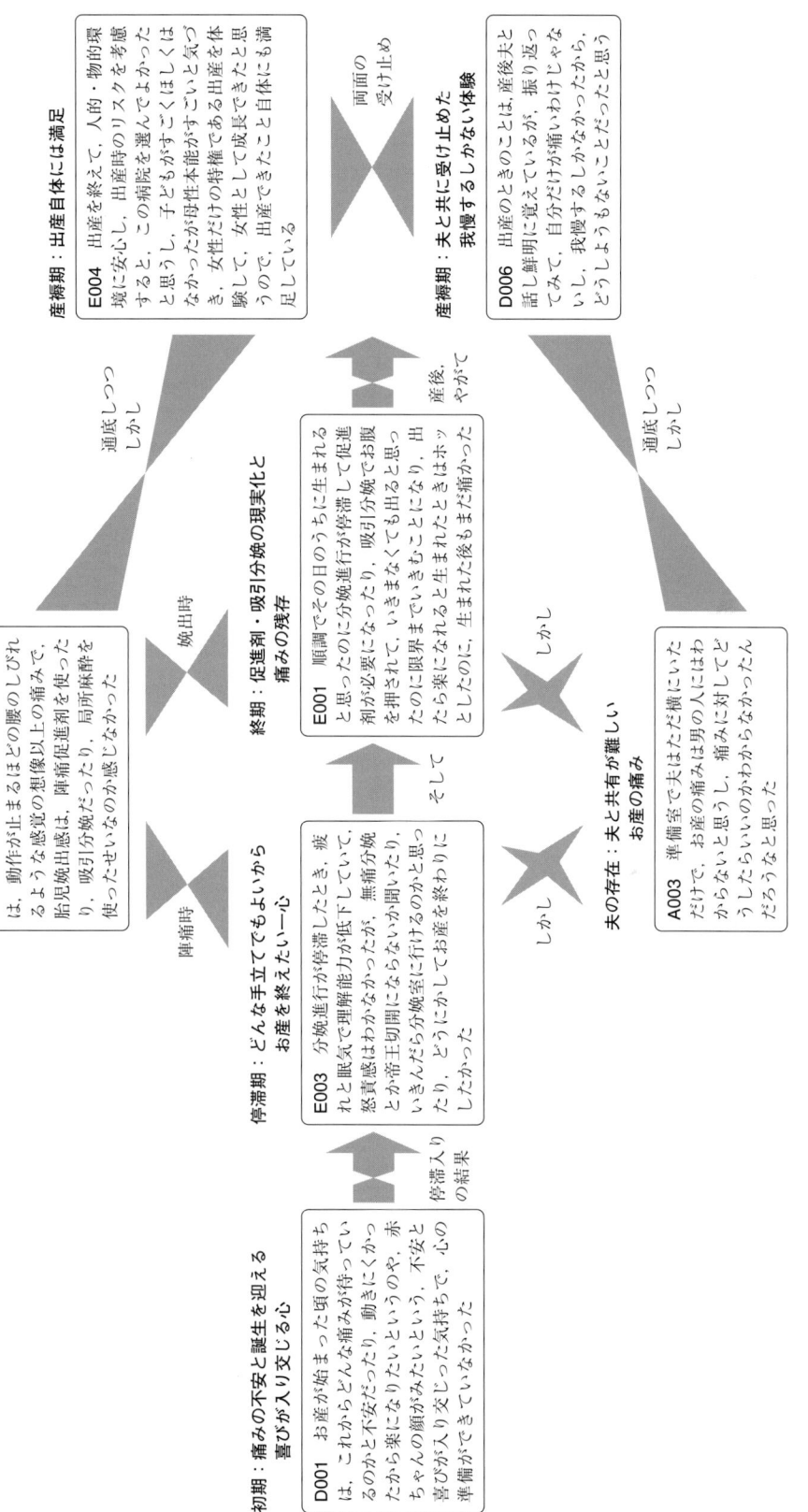

E002 陣痛は、想像していたときに動作が止まるほどの感覚の想像したいしたいときに、陣痛促進剤を使ったり、吸引分娩だったり、局所麻酔を使ったせいなのか感じなかった

産褥期：出産自体には満足

E004 出産を終えて、人的・物的環境に安心し、出産時のリスクを考慮すると、この病院を選んでよかったと思うし、子どもがすくすく育ってほしくはなかったが母性本能がすこいに気づき、女性だけの特権である出産を体験して、女性として成長できたと思うので、出産できたこと自体にも満足している

娩出時
陣痛時

停滞期：どんな手立ててでもいいからお産を終えたい一心

E003 分娩進行が停滞したとき、疲れと眠気で理解能力が低下しており、怒責感はわからなかったが、無麻酔で帝王切開になるかもしないか不安になり、いきんだら分娩室に行けるのだと思い、どうにかしてお産を終わりにしたかった

終期：促進剤・吸引分娩の現実化と痛みの残存

E001 順調でその日のうちに生まれると思ったのに分娩進行が停滞して促進剤が必要になったり、吸引分娩でお腹を押されて、いきまなくても出るのだと思ったのに限界までいきむことになり、出したら楽になれるときはホッとしたのに、生まれた後もまだ痛かった

両面の受け止め

産褥期：夫と共に受け止めた我慢するしかない体験

D006 出産のときのことは、産後夫と話し鮮明に覚えている、振り返ってみて、自分だけが痛いわけじゃないし、我慢するしかなかったから、どうしようもないことだったと思う

夫の存在：夫と共有する難しいお産の痛み

A003 準備室でお産の痛みは男の人にはだけで、お産は痛いと思うし、痛みに対してどうしたらいいのかわからなかったからだろうなと思った

初期：痛みの不安と誕生を迎える喜びが入り交じる心

D001 お産が始まった頃の気持ちは、これからどんな痛みが待っているのかと不安だったり、動きにくくなったから楽になりたいという安という気持ちと、赤ちゃんの顔が見たいという気持ち、喜びが入り交じっていて、心の準備ができていなかった

図1-6 医療介入を伴う経腟分娩となった出産体験についての全体像

[前川智子 (2008). 修論「医療介入を伴う経腟分娩となった女性の出産体験について」の解説と質的統合法 (KJ法) による分析. 看護研究, 41(2). 医学書院. p.127 図2 より一部改変]

17

たり，吸引分娩だったり，局所麻酔を使ったせいなのか感じなかった」．

ただし，横で付き添っていた「夫の存在」については，「夫と共有が難しいお産の痛み」だという思いを抱いていた．すなわち，「準備室で夫はただ横にいただけで，お産の痛みは男の人にはわからないと思うし，痛みに対してどうしたらいいのかわからなかったんだろうなと思った」．

しかし，出産の結果，「産褥期」においては，「出産自体には満足」を抱くに至っている．すなわち，「出産を終えて，人的・物的環境に安心し，出産時のリスクを考慮すると，この病院を選んでよかったと思うし，子どもがすごくほしくはなかったが母性本能がすごいと気づき，女性だけの特権である出産を体験して，女性として成長できたと思うので，出産できたこと自体にも満足している」．

と同時に，「夫とともに受け止めた我慢するしかない体験」とも受け止めるに至っている．すなわち，「出産のときのことは，産後夫と話し鮮明に覚えているが，振り返ってみて，自分だけが痛いわけじゃないし，我慢するしかなかったから，どうしようもないことだったと思う」．

このように「産褥期」においては，「出産自体には満足」と「夫とともに受け止めた我慢するしかない体験」の両面からの受け止め方があらわれている．

このような実態を受け，次のような3つの論理が抽出できる．これが，医療介入を伴う出産体験の受け止め方という本研究のテーマに対する，論理構造の仮説である．

「痛みの不安と誕生を迎える喜びが入り交じる心」の状態から，分娩進行の停滞と想像以上の痛みに伴い「どんな手立てでもよいからお産を終えたい一心」へと心情が反転している．

そのうえでさらに，医療介入による「促進剤・吸引分娩」を受け入れたがゆえの「胎児娩出感の不在感」を抱きながらも，出産できたことで再び心情が反転して「出産自体には満足」に至る．

あわせて，「夫の存在」については，「夫と共有しがたいお産の痛み」だが，産後一緒に話すことで「夫とともに受け止めた我慢するしかない体験」へと心情が反転し，お産体験の共有化ができる存在となる．

質的統合法においては，このようにして事例から論理の抽出・発見を行う．なお，この1事例だけであれば，先述した研究の5類型のうち個別研究にあたる．さらに事例を蓄積していくことで，事例間に共通する論理や事例全体を包括する論理を抽出し理論化をはかることができる（総合研究）．同時に，事例ごとの個別性もより鮮明に描き出すことができる．そして，理論化と個別性の解明が進めば，それにどう対処・支

援したらよいかという実践的な技術化のレベルへと議論を進めることが可能となる（処方抽出・構築研究）.

C 実態把握の方法としての質的研究

　このように，実態把握を可能にし，発見と学びをもたらすことが質的研究の役立ちどころであり醍醐味でもある．そして，納得のいく実態把握は，臨床場面につながる対応法やアドバイスを具体的に描き出すことをも可能にする．多くの場合，実態把握のために用いたデータのなかには，インタビュー対象である患者や看護師が実践している「生き方の作法」や「叡智」が語られている．そこから新たな視点や考え方を抽出することもできるし，あるいは改めて取材し，研究へと発展させることもできる．

　本書で扱うのは，フィールドから得たデータをもとに実態把握を試み，理論化するまでのプロセスである．次の第2章ではまず，質的データを統合するための技術としての質的統合法について説明する．そして第3章では，個別研究・総合研究といった質的研究のなかで，質的統合法という技法をどう位置づけ，使いこなしていけばよいのかを解説する．

　もちろん，実態把握から推論による理論化・技術化までは仮説の段階であり，それを実際に役立てるためには，実験科学の手法を用いて実際に検証してみなければならない．しかし，多くの場合，自然科学のような一律的な再現性を求めることが難しい．とくに社会科学に関連する領域では，前提が変われば検証結果も大きく変わってしまう．しかし，得られた仮説にどの程度の普遍性や確からしさがあるのかを検証することは可能である．こうした点からも，質的研究の延長線上で実験科学的な検証を行うことは必須であり，それが科学的作法であるといえよう．

　なお，本章で用いた事例とその解説については，前川智子氏から提供を受けた．

文献

1) 川喜田二郎(1986). KJ法—渾沌をして語らしめる. 中央公論社, pp.32-33, 469.
2) 川喜田二郎(1973). KJ法と啓蒙的地誌への夢. 人文地理 25(5), pp.507-508.
3) 木田　元・丸山圭三郎・栗原　彬・野家啓一編(1989). コンサイス20世紀思想事典. 三省堂, p.109.
4) 佐藤禮子(2006). 実践科学としての看護学とKJ法が果たす役割. 看護教育, 47(1), 医学書院, pp.18-19.
5) 髙木廣文・林邦彦(2006). エビデンスのための看護研究の読み方・進め方. 中山書店, p.7.
6) 前川智子(2008). 修論「医療介入を伴う経腟分娩となった女性の出産体験について」の解説と質的統合法(KJ法)による分析. 看護研究, 41(2), 医学書院, pp.123-129.

コラム 1　質的研究の醍醐味

　近年，筆者がかかわったある看護領域のプロジェクトのなかで，強く印象に残っている研究がある．川喜田二郎氏に直接師事してから約40年目にしてこの研究に出会って，筆者は質的研究における発見の醍醐味を改めて感じるとともに，みずからの人生に照らし合わせたとき，どこか悟りにも似た心境へと導かれたのである．ここでは，その研究の概要を紹介したい．

　研究のテーマは，「高齢者本人からとらえる健康の視点」である（鳥田ら，2009）．看護師が高齢者にとっての健康を考えようと思っても，さまざまな要因から困難に感じるケースは少なくない．そこでこの研究では，高齢者自身が健康をどのようにとらえているのかを明らかにし，臨床での実践に役立てることを目的としている．

　研究では，70〜100歳代の高齢者24名を対象にインタビューを行い，逐語録から得られたデータを質的統合法によって統合した．その結果，図のような7つの項目に集約することができた．手順の詳細を示した第2章を読まなければわからない部分もあるかもしれないが，ここでは四角の枠内に示した内容（ラベル）と枠外の見出し（シンボルマーク）を読みながら，図解の織り成すストーリーを味わってほしい．

　集約の結果，左側に「自力本願の心の世界」，右側に「他力本願の心の世界」という2つの心の世界観が浮上した．これらは左右で対称構造をなし，接合点には「死期の受容観」として「祖先の命のなかに去る」という心境が共有されている．また，「死期の受容観」を中心にすると，左右だけでなく上下にも対称構造が存在し，この図解の大きな特徴となっている．

　実際には，この図解がそのまま個人にあてはまるというよりは，「自力本願の心の世界」に身をおく人，「他力本願の心の世界」に身をおく人，両方の世界を行ったり来たりする人など，それぞれに心のおきどころは異なっているのだろう．いずれにしてもこの図解は，高齢者がどのように自身の健康をとらえ，やがて迎える死期を受容しようとしているのかを大きな枠組みのなかで明らかにしている．

　この図解を見直すと，左右に広がる「自力本願の心の世界」と「他力本願の心の世界」は，仏教における小乗仏教と大乗仏教の考え方に対応しているように考えられる．これは厳密な考察とはいえないかもしれないが，このように考えると，どちらの世界も人間の生老病死という仏教的な「心の苦」の流れを反映しているように思えてくる．

　また，この図解で特徴的なのは，「死期の受容観」において祖先崇拝の心情が顔を出している点である．日本における祖先崇拝の文化は，縄文時代にまで遡ることができる（岡村，2000）．日本の文化の奥底で脈々と受け継がれてきた心情は現代において，死の受容という場面にあらわれているのではないだろうか．

　筆者の幼いころは，祖先崇拝につながる伝統行事がくらしのなかに息づいていた．そのようなことを思い出しながらこの図解をみると，「祖先の命のなかに去る」ことを中核とするこの論理構造に，悟りに近いものを感じずにはいられない．

図　高齢者本人からとらえる健康の視点についての全体像

病・死の苦の対処姿勢：回避への格闘
常々体や健康がありがたく一番と思っているので，満足や諦めとは関係なく，死ぬときに苦しい思いをしたり薬を飲んだり，半身不随になって生きることは，嫌だし悔しいし，なんだか損してるみたい

病・死の苦の対処姿勢：人力を超える力の受容
神様が決めるものだし，何の解決にもならないので，自分の力の及ばない範囲のことは，気に病んでも仕方ないと心得て自分から周囲の状況に合わせるようにして自分のこらえ切れる範囲にする

願いや健康を叶える生き方：生活と体にしみついた自心を発揮する姿勢
願いや健康を叶えるための考え方や行為は，単に習慣や生活の一部として生活や体にしみついているもので，心がしたくなってやっている

死期の受容観：祖先の命のなかに去る
体が思うようにならず悔しいときやいざとなったときに気持の安定や安心，望みとなりえるのは，日々のこととして，亡くなった者も含めた家族とのつながりや自分の死期を感じられたりそこに向かうと信じられること

元気で長生きを叶える生き方：肯定的楽観的に受容する姿勢
逆境であっても自分の長所であっても，さらに自分に恩恵をもたらすものと肯定的に，楽観的に受け止めることが長生きや元気を左右する

自力本願の心の世界　　他力本願の心の世界

個人による生活管理：自律して年を重ねる
私の体調や日々の生活の営みは，他の人には立ち入られたくないもので，不調なときも含め，人に依存せずに自分で何とかしたい私自身のこと

共同体による生活管理：喜びを感じながら年を重ねる
自分が喜びを感じられる共同体のなかで，立場や役割が変わることを実感し，お互いに心配をかけ，かけられながら，それを味わったり担ったりしながら年を重ねていける

　わたしたちの命は，祖先から延々とつながってきている命の流れの延長線上にあり，その一角としてみずからの命がこの世にあらわれている．死とは，先祖からの命の流れのなかに再び戻ることなのではないだろうか．すなわち，この世から祖先の命の流れに戻っていくのである．「祖先の命のなかに去る」という言葉には，このことを物語る高齢者たちの思いが集約されている．

　筆者も還暦を過ぎ，この先20年間は現役で社会に貢献したいと思っているが，そろそろこの世を去る心の準備を始める年代でもある．この事例を体験したとき，「これならわたしもこの世を去れるかもしれない」という心境を味わった．

　質的研究を進めていると，単に実態が把握できるというだけでなく，自身の人生観にも影響を及ぼすような出会いがある．読者が研究を進めるなかでも，よい出会いがあることを願っている．

文献

岡村道雄（2000）．日本の歴史01 縄文の生活誌．講談社，pp.277-280．
鳥田美紀代・正木治恵・高橋良幸・谷本真理子・黒田久美子・張平平（2009）．高齢者本人から捉える健康の視点．第29回日本看護科学学会学術集会講演集，p.479．

第 2 章

質的統合法によるデータ統合の進め方

はじめに

A 質的統合法のイメージ

　　この章では，質的統合法の具体的な手続きについて説明する．各論的な説明に入る前に，まずは質的統合法の全体像をどのようなイメージでとらえたらよいか説明しておこう．

　　たとえば，次のようなジグソーパズルの組み立て競争を想像してみてほしい．Aさんが，自分のお気に入りの絵柄のジグソーパズルを使って，もとの絵柄を知らないBさんに組み立て競争をもちかける．Bさんにとっては実に不利な状況であるが，Cさんを審判にして「よーい，ドン！」でスタートしたとき，2人の作業のプロセスはどうなるだろうか．

　　Cさんにとっては，どちらも似通った作業をしているようにみえるだろう．ただ，少なくともAさんのほうが組み立てのスピードが速いことは予想される．それでは，目の前のジグソーパズルの断片の山は，2人にはどのように映っているだろうか．Aさんにとっては「気に入った絵柄のバラバラな断片群」，Bさんにとっては「脈絡のないバラバラな断片群」にみえているはずである．

　　重要なのは作業する2人の頭のなかがどうなっているかだ．仕上がりのイメージを知っているAさんの頭のなかにあるのは「復元」のプロセスである．ところが，もともとの絵を知らないBさんには復元のしようがない．そのため頭のなかにあるのは，試行錯誤による「仮構築」のプロセスとなる．Bさんは，勝負には負けるだろうが，最終的に「なるほどこういう絵なのか！」という「発見」を得ることができる（表2-1）．

　　質的統合法は，技術的にみてこのBさんの作業に相当する．Bさんにとって完成したジグソーパズルは，最初に目にした「脈絡のないバラバラな断片群」が，すべて辻褄が合う形で浮かび上がった全体像にほかならない．質的統合法は，バラバラのデータから「仮構築」のプロセスを経て，「整合性のある論理構造」を見出す作業なのである．

表 2-1 ジグソーパズル組み立て競争

	組み立てる素材	Cさんからみた姿	頭のなかのプロセス	競争で得られた結果	組み立てられた結果
Aさん	気に入った絵柄のバラバラな断片群	組み立てるのが速い	復元	勝利	復元図
Bさん	脈絡のないバラバラな断片群	組み立てるのが遅い	仮構築	発見	整合性のある論理構造図

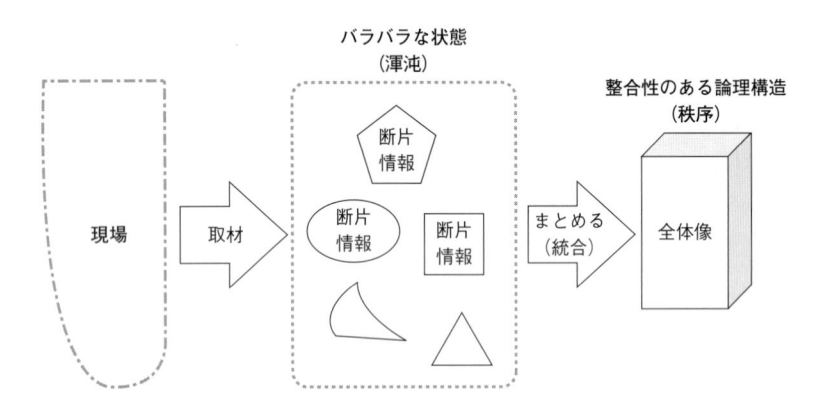

図 2-1 質的統合法における情報の流れ

B 質的統合法の仕組み

　質的統合法のイメージができたところで，今度は実際の研究現場に即して質的統合法の仕組みをみていこう．質的研究では，まずはなんらかの関心（テーマ）をもって現場にのぞみ，取材することでデータを入手する．このとき入手されたデータはすべて，現象の断片情報である．たとえば，「○○が起こっていた」「△△といわれている」「□□している」などであり，質的データそのものである．

　集まった断片情報は全体として眺めると，まさに「バラバラ」な状態である．しかし，わたしたちの頭のなかではバラバラな状態のまま理解することは困難であり，混乱するばかりだ．なんらかの形で整合性がとれた状態に「まとめる」ことで，ようやく全体像を把握することができる．

　このような情報の流れを整理すると，図 2-1 のようになる．バラバラな状態は「渾沌」と位置づけることができ，断片情報をまとめることは「統合」とみなすことができる．そして，整合性のある論理構造として全体像を把握するということは，「秩序」を見出すことである．こうした，「渾沌とした質的情報を統合して秩序を見出す仕組み」が質的統合法の手続きの姿であり，名称の由来でもある．なお，質的統合法に限らず，すべての質的研究はなんらかの形でこのような仕組みをもっており，似たような手続きをたどっていると考えられる．

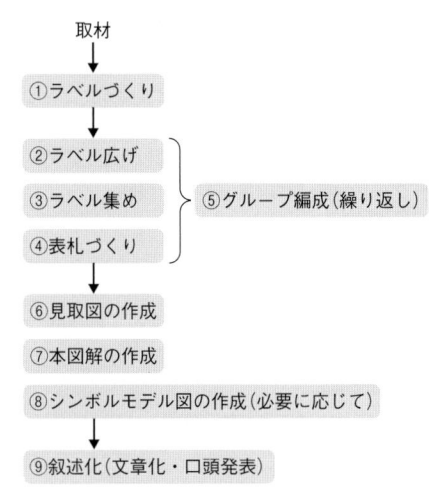

```
          取材
           ↓
     ①ラベルづくり
           ↓
     ②ラベル広げ   ┐
     ③ラベル集め   ├ ⑤グループ編成（繰り返し）
     ④表札づくり   ┘
           ↓
     ⑥見取図の作成
           ↓
     ⑦本図解の作成
           ↓
     ⑧シンボルモデル図の作成（必要に応じて）
           ↓
     ⑨叙述化（文章化・口頭発表）
```

図 2-2　質的統合法の手順

C　手順と道具

　質的統合法の基本的な手順は，**図 2-2** で示される 9 のステップからなる．ここでは，流れを簡単に紹介するにとどめ，追ってステップごとに詳細な解説を行う．作業を始める前に，十分な取材を行っていることが前提となる．観察記録，インタビューの逐語録，記録からの抜粋，討論での意見など，さまざまな形で素材を入手してから，データの統合を行う．

　最初に行う作業は，「ラベルづくり」である（Step1）．得られた素材を 1 つの内容ごとに切り分け，単位化する作業である．シール状の「ラベル」を使ってデータを書き込むことからこのような作業名がついているが，「カード」とよぶこともある．このときできあがったラベルをとくに，「元ラベル」あるいは「元カード」とよぶ．

　次に行うのがデータをまとめるための作業で，以下の順に進める．

- ラベル広げ（Step2）
  ラベルを机の上に広げて読みやすく並べる．

- ラベル集め（Step3）
  広げられたラベルを何回も読みながら，似ている内容のラベル 2〜3 枚でグループをつくる．どのラベルにも似ておらず，グループをつくらないラベルが出てきてもよい．これを「一匹狼」とよんでいる．

- 表札づくり（Step4）
  グループ内の複数のラベルの内容を一文にまとめ，新しい白紙のラベルに記す．この新しいラベルを「表札」とよぶ．グループ内のラベルを重ね，いちばん上に表札をおいて束ねる．

```
☐ ラベル
  サイズは3×7cm程度のものがよい．シール式になっているものが便利だが，カードでもよい．
☐ サインペン細字(黒・赤・青・緑)
  ボールペンで代用してもよいが，上記の4色を必ず用意する．ラベルや表札への書き込みに使う．
☐ マジックペン中字・太字(黒・赤・青・緑)
  図解の作成に使う．
☐ ゼムクリップ(100個入り1箱)
☐ 輪ゴム(20〜30本)
☐ 付箋紙(2.5×7.5cm程度)
☐ A4用紙(見取図用)
☐ 模造紙(本図解用)
☐ 新聞紙(サインペンの下写り防止用)
☐ 鉛筆
☐ 消しゴム
☐ 修正ペン
☐ ハサミ(シール式のラベルの場合不要)
☐ 糊(シール式のラベルの場合不要)
```

図 2-3　作業に必要な道具

　この3つのステップをまとめて，「グループ編成」とよんでいる．質的統合法では，ラベルづくりで作成したラベルからスタートして，何段階かグループ編成を繰り返すことでラベルの集約を行う(Step5)．1回目の表札づくりが終わったら，その状態から2回目のラベル広げ，ラベル集め，表札づくりへと続き，さらなる集約を行う．グループ編成を繰り返し，最終的に5〜7個に残った状態が最終到達点である．ラベルは段階ごとに集約されていくので，最初に作成したラベルから徐々に数が減っていく動きをイメージするとよい．なお，表札がついたラベルの束と「一匹狼」のみのラベルが混在した状態で作業は進むので，最後まで「一匹狼」が残ることもある．

　グループ編成が終わったら，今度は残ったラベルどうしの関係性を探り，その構造を視覚化する．この作業が図解化である．ラベル相互の関係性を適切に示す配置を決定し，記号や簡単なフレーズを使って図解を作成する．

　図解には2種類ある．まず，最終まで残った数個のグループを使ってA4用紙で「見取図」を作成する(Step6)．続いて，模造紙の上に見取図を元ラベルの段階にまで展開した「本図解」を作成する(Step7)．必要に応じて，見取図のエッセンスを抽出し，単純に模式化した「シンボルモデル図」をつくって説明を補うこともある(Step8)．

　最後に行う作業が，「叙述化」である(Step9)．質的統合法によって明らかになった事実を，1本のストーリーにする．叙述化の方法も2種類あり，図解化された内容を口頭で解説する口頭発表と文章で記述する文章化がある．

　一連の作業には次の図2-3に示した道具を用いる．パソコンを用いて作業をすることもあり，その方法については第4章で簡単に紹介するが，最初のうちは実際のラ

ベルを使って手作業を行うほうが理解しやすいだろう．

D　教材事例と理論モデル

　次節から，図2-2に沿って質的統合法の作業の実際を説明する．各ステップでは，最初に基本要領について述べた後，簡単な教材事例を使って，作業がどのように展開されていくのかを示したい．誌面の都合上すべてのラベルや図解を示すことはできないが，取材から得られたデータが最終的にどのように変化していくのかをたどりながら，理解を深めてほしい．

　ここで用いる教材事例は，ある男性の入院体験をもとにしている．対象となったのは40歳代後半の会社員で，家族は妻と子どもを合わせて4人構成である．夏休みに家族旅行に出かけていた際，急に「イカの墨のような」黒色便の下痢となり，病院にかかったところすぐに入院となる．なかなか診断がつかずに不安な日々をすごしたが，入院後の検査の結果，急性出血性胃潰瘍と診断された．その後，10日間の入院生活を経て退院し，半年間の通院を経て完治に至っている．

　症状の発生から通院治療までの期間を対象に，筆者がインタビュー形式で取材を行い，「入院期間中の医療体験とそれに伴う精神的な経験」を質的統合法で解明していく．テーマとしてまとめるならば，「40歳代後半の働き盛りの男性が入院期間中どのような医療体験とそれに伴う精神的経験をしたのかを解明する」となる．

　基本要領と教材事例を参考にして，質的統合法を試みることは可能である．しかし，実際に作業をするなかで，考え方や進め方に戸惑う場面も多いだろう．そこで，教材事例に続いて，各ステップの背景となっている重要な考え方や，作業を直感的にイメージ理解するための模式図的な解説（理論モデルとよんでいる）を加えている．手を動かしてみないとピンとこない部分もあるかもしれないので，初めて読む場合は，読みとばしてもかまわない．作業をしながら読むことでいっそう理解が深まる内容になっているはずなので，ぜひ参考にしてほしい．

Step 1 ラベルづくり

A 基本要領

　　ラベルづくりとは，さまざまな素材をデータとして処理しやすいように単位化をはかり，ラベルの形に実体化することである．このステップでつくったラベルは，他のラベルや表札と区別して元ラベルとよぶこともある．作業要領は次のようになる．

(1) 訴える内容が1つになるように素材を単位化する
　　単位化はデータの切片化をするといってもよい．1単位とは，ある1項目の内容であり，1つの志（＝心＋指し示す方向）が入ったものである．具体的には1単位は一文であらわされる．主語・述語に加え，できるだけ形容部分を明示し，具体的な意味をわかりやすくするとよい．

(2) 単位となる一文を黒色の筆記用具でラベルにつづる
　　通常，40～80字を目安とする．逐語録からそのまま単位化する場合は，120～130字程度になることも多い．ただし，あまり字数が多すぎると，次の作業が進めにくくなるので注意する．なお，ラベル管理のため冒頭(左上)に通し番号を入れることもある．パソコン上で作業する場合は，ラベルを物理的に管理できないので通し番号は必須である(第4章を参照)．

(3) 末尾(右下)にデータ源を明記する
　　とくに，グループインタビューや文献資料を使った場合などは，発言者名や文献資料の番号と出典ページなどを記載する．必要に応じて，情報源をたどれるようにするためである．

　　単位化するときは一文につづるのが原則だが，例外もある．たとえばテーマが「物品リスト」であれば，「ガーゼ」「ピンセット」「オキシドール」などの単語だけで意味がわかるので1単位として扱うことができる．また，逐語録からの単位化では，取材相手がきちんと一文ごとに話してくれるわけではないので，実際には一文になるとはかぎらない．いくつかの文や文節によって成り立つケースや，補足を要するケースもある．いずれの場合も重要なのは，訴えようとする「志」が1つということである．
　　質的研究の方法論によっては，単語や分節などで機械的に切片化する方式をとるものもある．しかし，質的統合法では，一文あるいは1つの「志」がわかるように単位化することが基本となる．

表 2-2　教材事例：ラベルづくりにおける単位化

番号	切片化した単位
001	(Q：旅行先で) 子どもたちと遊んでいたら，急にお腹の調子が変になったんです．それで，トイレにすぐ駆け込んだんですよ．脂汗をかいていたように思います．汚い話ですが，すぐ下痢便が出たんです．心配になって覗いたら，イカ墨のような真っ黒な便じゃないですか．本当にびっくりしました．
002	経営者が仕事に追い込まれて血便が出たというのは，聞いたことがあるんです．でも真っ黒っていうのは……．これは大変なことが起こっているんじゃないか，ものすごく不安というか心配になりました．
003	(Q：そのとき奥さんにすぐ話されましたか) いや，すぐには話せませんでしたよ．心配させたくなかったですからね．旅行で楽しみにしてきているのに……．
004	(Q：そのとき奥さんにすぐ話されましたか) でもわたしの様子が変だったんでしょうね．しばらくして妻から，どうしたのって聞かれてね．それで，とにかく予約したホテルに入ってから，病院へ行ってみたらという話になりました．

※質問内容がないとわからない部分は，(　)で補足している

B　教材事例

　　対象者の男性には，インタビュー形式で1時間ほど取材を行った．以下に示すのは，このときの逐語録の一部で，この逐語録をもとに単位化すると**表 2-2**のようになった．この表の内容が，そのままラベルに転記される．

　　　　インタビュアー：Q　対象者：A
　　　　Q：今日は，以前にもときどき話題にされていた 40 歳代後半のときの入院体験について，改めてお話を聞かせてほしいと思います．医療のことや治療について．そして主には，自分の仕事や家族のことなどどう思ったか，ざっくばらんに聞かせてください．
　　　　A：えーと，何から話していいか，困りました．改めて聞かれるとね．
　　　　Q：それじゃあ，(001)旅行先で下痢をしたときの様子から聞かせてください．
　　　　A：そうですね〜．いま思い出しても冷や汗ものでしたよ．(001)子どもたちと遊んでいたら，急にお腹の調子が変になったんです．それで，トイレにすぐ駆け込んだんですよ．脂汗をかいていたように思います．汚い話ですが，すぐ下痢便が出たんです．心配になって覗いたら，イカ墨のような真っ黒な便じゃないですか．本当にびっくりしました．
　　　　Q：え〜，真っ黒だったんですか．そのとき，どんなことを思いましたか．
　　　　A：(002)経営者が仕事に追い込まれて血便がでたというのは，聞いたことがあるんです．でも真っ黒っていうのは……．これは大変なことが起こっているんじゃないか，ものすごく不安というか心配になりました．

Step 1　ラベルづくり

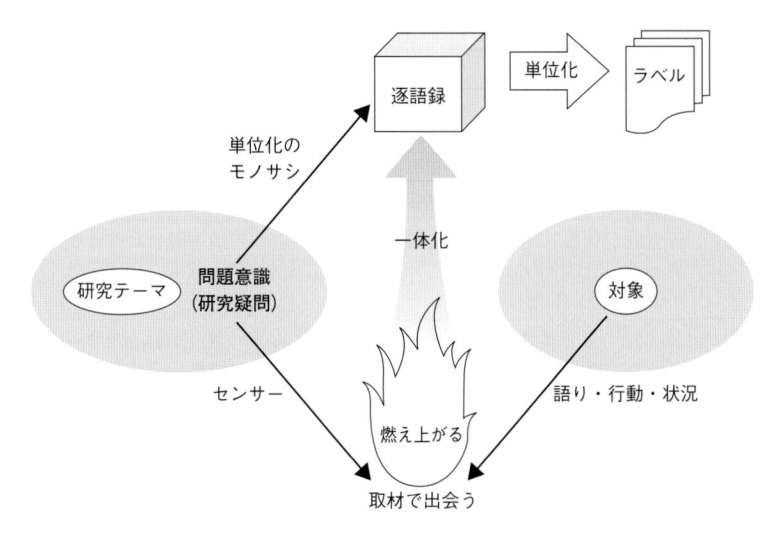

図2-4　現象からデータを得るプロセス

Q：(003, 004)そのとき奥さんにすぐ話されましたか．
A：(003)いや，すぐには話せませんでしたよ．心配させたくなかったですからね．旅行で楽しみにしてきているのに……．(004)でもわたしの様子が変だったんでしょうね．しばらくして妻から，どうしたのって聞かれてね．それで，とにかく予約したホテルに入ってから，病院へ行ってみたらという話になりました．

　逐語録中のアンダーラインを引いた番号と表中の番号は対応しているので，具体的にどのようなものが1単位として切片化されているのか参考にしてほしい．

C　単位化の基準としての問題意識

　実際に手を動かしてみるとわかるが，どのような内容を1単位とするかの判断は，実はかなり難しい．研究者や研究テーマによっても判断基準は大きく変わってくる．そこで，単位化のモノサシとして使える具体的な手がかりが必要となる．
　その1つが，研究者の問題意識である．すなわち，同じ逐語録であっても，どのような問題意識をもっているかによって単位化の基準は変わりうるということである．このことは，わたしたちがデータを得るためのプロセスで問題意識が果たす役割を考えるとわかりやすい．図2-4で示すように，問題意識は取材の出発点として位置づけることができる．研究疑問といってもよいだろう．取材では，この問題意識がセンサーとなって研究者と対象が織りなす生きた現実の状況が出会い，一体化する．逐語録などのデータは，こうしたプロセスのなかで，あたかも「新たな命」が燃え上がるようにして生まれるのである．
　問題意識が鮮明であるほど，あるいは深まっているほど「新たな命」は激しく燃え上がり，より現実に迫った生き生きとしたデータを入手することができる．多くの場

> 0番　訴えようとすることのイメージやシンボル．
> ↓
> 1番　0番の主題・対象・事柄となる要素．名詞的に表現される．
> ＋
> 2番　1番がどうであるのかを規定する要素．動詞的に表現される．
> ＋
> 3番　1番または2番がどんなふうであるのかを修飾する要素．修飾語的に表現される．
> ＋
> 4番　1〜3番以外の補足的な要素．0番を具体化する際に漏れ落ちた要素といってもよい．複数出てくる場合もある．

図 2-5　04 理論に基づく一文の構成要素

合，このようにして得られたデータは「志」もはっきりしており，ふたたび明確な問題意識を向けると，単位化の判断はおのずとクリアになってくる．このように，問題意識を醸成しておくことは，取材だけでなく単位化においてもきわめて重要なのである．

D　構成要素から考える1単位── 04 理論

　　単位化のモノサシを考える際の別のアプローチとして，単位の構成要素に注目する方法もある．すなわち，日本語としてどのようなものが入っていれば1単位といえるか，ということである．

　　ここで，04 理論とよばれる考え方を紹介する．もともとは，Step 4 の表札づくりの方法として開発したものである．表札づくりの作業では，集めた複数のラベルが訴える内容を，1つの「志」をもった一文（表札）にまとめなければならない．このとき，どのような構成要素を組み立てれば意味のある表札となるのかを示したのが 04 理論である．この考え方は，どのような構成要素があれば1つの「志」をもった単位になるのかという問題に，そのまま応用できる．すなわち，04 理論に合致した一文になっていれば，1単位とみなすことができる．

　　詳細は表札づくりの項で説明するが，04 理論に基づく表現は，**図 2-5** の構成要素から成り立っている．もっとも重要なのが0番で，これは訴えようとする内容が「どんな感じか？」を端的に示したものである．いわば表現の核といえるが，これだけでは抽象的すぎて表現としては十分ではない．0番を基準に1〜4番の要素を備えることで，意味のある一文としての表現になる．

　　具体的に，04 理論に合致した構成になっている会話例をみてみよう．これは，世の母親には不人気だが，子どもたちからは絶大な支持を得ている漫画『クレヨンしんちゃん』（臼井儀人作）のある場面での台詞である．

　　　　しんちゃん：(0番)えっ!?　(1番)オラ　(4番)電車のベッドで　(3番)ひとりで
　　　　　　　　　　(2番)寝ていいの？
　　　　お母さん（みさえ）：(2番)だいじょうぶ？　(1番)この子　(3番)ひとりで　(4番)
　　　　　　　　　　寝台車の個室で寝かせて

Step 1 ラベルづくり

　　　　　お父さん(ひろし)：(1番)<u>個室</u>　(4番)<u>といっても</u>　(3番)<u>B寝台だから</u>　(2番)<u>カプセルホテルみたいなもんさ</u>　それに　(1番)<u>こいつ</u>　(4番)<u>にも</u>　(3番)<u>りっぱな大人になってもらうため</u>　(4番)<u>いろいろ</u>　(2番)<u>体験させてやりたいし</u>

　絵がなくても，台詞だけでシーンのイメージがわいてくるのではないだろうか．しんちゃんとお母さんの台詞は1単位，お父さんの台詞は「それに」の接続詞をはさんで2単位となっている．それぞれの単位が1〜4番で構成されていることを確認してほしい．お母さんの台詞は少しわかりにくいが，「この子をひとりで寝台車の個室に寝かせてだいじょうぶ？」と語順を再構成して考えるとよいだろう．なお，会話などでは0番が直接的には表現されないことも多いが，ここでのしんちゃんの「えっ!?」という台詞に，0番があらわれていることにも注目したい．

　看護研究では，患者や家族の逐語録を基礎データとするケースが多い．とくに逐語録からの単位化では，04理論の構成要素に照らしてみると判断がしやすくなる．また，観察やインタビューの段階でも04理論を意識しておくと，実態をより鮮明に映し出す基礎データを得ることができるだろう．

Step 2 ラベル広げ

A 基本要領

　　ラベル広げとは，ラベルづくりを終えたラベルを目の前に並べて一覧できるようにする作業である．いたって単純であるが，作業要領は次のようになる．

(1) ラベルを重ね，よくきって順不同にする
　　トランプやカルタの要領である．前後の関係やストーリーの枠にとらわれずにラベルを読み込めるよう，並べる前に順番をバラバラにしておく．

(2) 机の上などにラベルを一気に並べる
　　順不同にしたら，とにかくいったん並べてしまう．重ねたりせず，後で読みやすいように並べる．ラベル広げの段階では，ラベルの分類は行わない．また，ラベルを読みながら並べると無意識のうちに分類しがちになるため，内容は読まない．

　　ラベル広げでは，ラベルの内容は相互にバラバラだが，作業上は読みやすいように並べることが基本となる．いちばんの注意点は，並べるときに頭のなかで分類項目を意識しないということである．興味深いことに，内容を読みながら並べる方式をとると，ほとんどの人が無意識に分類して並べてしまう．裏を返せば，それほどまでに分類思考がわたしたちの日常に溶け込んでいるということだろう．

B 教材事例

　　逐語録のデータをすべて使うと教材事例として複雑になってしまうため，精選した20のラベルを用いている．看護の視点からのアドバイスを得ながら，できるだけ事例の全体像がわかるようなものを選んだ．ラベル広げが終わったところが図2-6である．

C ラベル広げは渾沌からの出発

　　現場から取材によって入手されたデータは，それぞれバラバラな断片情報である（図2-1）．ラベル広げは，このバラバラな状態をあえて目前につくり出し，そこから素直に出発しようという試みである．ゆえに，この段階で分類や系統立てをしてはいけない．

　　ラベルの数が少ない場合はそうでもないが，枚数がある程度増えてくると，どうしても分類への誘惑に駆られやすい．そのため，「分類して並べない」とあえて意識することが重要である．分類思考は，わたしたちにかなりなじんでいるようで，渾沌の状態に不安をおぼえるかもしれないが，その心配はない．

Step 2 ラベル広げ

010 （Q：即入院といわれて……何を考えましたか）それと仕事のことでしたね．お盆明けには事業提案書をつくって提案することになっていましたから．まあ～それに，わたしでないと進まないクライアントの大口事業案件だったんです．

009 （Q：即入院といわれて……何を考えましたか）5％といってももしがんだったらどうしよう．う～ん，子どもたちのことが頭をよぎりましたね．自分がいなくなったらどうしようと，それがまず心配になりました．

017 うれしかったことは，妻がいちばん心配して心痛だったと思うんですが．気丈に笑顔を絶やさず，「先生が大丈夫というんだから大丈夫よ」って接してくれたことがうれしかったですね．

011 治療ができる内視鏡で最初にみたら，胃のなかは傷はないというので，翌朝観察用の内視鏡でみたところ，かすかに傷跡があるという．原因がはっきりしないから腸の内視鏡検査も必要だって．いや～一難去ってまた一難という心境で，精神的にまいってしまった．

004 （Q：そのとき奥さんにすぐ話されましたか）でもわたしの様子が変だったんでしょうね．しばらくして妻から，どうしたのって聞かれてね．それで，とにかく予約したホテルに入ってから，病院へ行ってみたらという話になりました．

002 経営者が仕事に追い込まれて血便が出たというのは，聞いたことがあるんです．でも真っ黒っていうのは……．これは大変なことが起こっているんじゃないか．ものすごく不安というか心配になりました．

019 （退院後）それから，家でご飯とみそ汁と御新香で食事したときは，本当においしかった．生きているという実感というかなんというか，これが幸せというものかもしれないと．そのときは感じましたね．

015 さっき県内一の名医が主治医だったといいましたが，大学を出たばかりの研修医の先生がつくんですね．主治医が内視鏡でみた後，研修医が内視鏡をいろいろ動かしてくるんです．こっちはたまったもんじゃない．看護師さんが「先生，そのくらいにされては」っていってくれたんです．ええ，助かりました．

003 （Q：そのとき奥さんにすぐ話されましたか）いや，すぐには話せませんでしたよ．心配させたくなかったですからね．旅行で楽しみにしてきているのに……．

001 （Q：旅行先で）子どもたちと遊んでいたら，急にお腹の調子が変になったんです．それで，トイレにすぐ駆け込んだんですよ．脂汗をかいていたように思います．汚い話ですが，すぐ下痢便が出たんです．心配になって覗いたら，イカ墨のような真っ黒な便じゃないですか．本当にびっくりしました．

008 （がんの確率は5％だといっても）でも内視鏡の検査をしてみないとわからない．即入院といわれました．2週間は入院だというんで，そのまま入院．

018 自分が亡くなることは意外と怖いとは感じていなかった気がします．それよりも妻と子どもたちを残していくことが心配で，生命保険で家族がやっていけるか，ずーっと入院して生命保険の掛け金を払い続けることになったらどうしよう．そんな心配ばかりしていました．

007 翌々日朝いちばんに車で国立病院を受診しました．でも，朝9時半に受け付けて診察が12時半をまわっていました．待っている間は，生きた心地がしなかったですね．

013 （Q：腸の内視鏡検査の結果は）腸ですか．下剤と水をたくさん飲まなければならず，つらかったですね．何か変なものがみつかったらと思うと，不安はつのるし．結果的にどこも異常なしで助かりました．

012 入院中にわかったんです．内科主治医は県内一の消化器科の名医だって．その先生ががんの確率5％というのだから，すがるような安心感があったんです．その点が救われた気持ちだったですね．

006 その日はすぐ帰るといっても車で距離がある．翌朝，車で家に帰りました．そしてかかりつけの内科・胃腸科・小児科が専門だという医院でみてもらおうと思ったら，お盆で休み．ついていないというのはこういうことかと思ったんですよね．まったく．

016 （Q：入院中の体験で，いちばんうれしかったことは）といわれてもね～！？そういえば，隣のベッドに入院してきた人が話しかけてきたんですよ．書類を広げて仕事をしていて．ある大手企業の課長さんで，話しているうちに意気投合っていうか，実は退院後，その会社から受注がきた．悪いことばかりではない．ええ，ご縁というのは不思議ですね．

014 看護師さんですか．う～ん．そういえばパソコンを持ち込んで仕事をしていいかって聞いたんですよ．そうしたら，そんなことをするから出血性胃潰瘍になるんだっていわれて，とにかく休養するように叱られましたね．仕事の心配のあきらめがつきましたけどね．

005 （温泉病院の当直の先生は何も診察もしないまま，それは嫌な感じだな！？っていうんですよ）それはどういうことか．もしかしてがんの可能性でもあるのかって聞いたら，その可能性もあるっていわれて，もう駄目でした……．目の前が真っ暗っていう感じですよ．

020 （Q：強烈な体験は）同室の20歳代前半の男性が幼い頃から腸の筋力が弱く，食物摂取ができないというんです．食べて栄養摂取することができない．栄養は点滴だけだった気がするのですが．それでも明るく対応してくれたのが印象的でした．精神的な強さというか．人間強くなれるというか．

図2-6 教材事例：ラベル広げ

というのも，ラベル数がもっと増えてくると，今度は分類自体ができなくなるという状況におちいってしまう．どのような分類枠を用意してよいか，それ自体の見当がつかなくなるのだ．実際に筆者も2,122枚のラベルから作業を行ったことがあるが，分類のしようがない感覚を味わったものである．まさに文字どおり「渾沌からの出発」ではあったが，それでも見事に全体像が浮上した．分類枠がなくてもデータの統合はできるのだ．

　看護研究の場合，通常は1時間くらいのインタビューで60枚程度のラベルが得られる．1時間半だと100枚程度になるだろう．枚数は増やせばよいというものでもないので，これくらいの枚数を目安にバラバラな状態から出発してまとめると，手応えのある実態が浮かび上がる．いずれにせよ，ラベル集めの基本は「渾沌からの出発」にあることを忘れないでほしい．

Step 3 ラベル集め

A 基本要領

　　ラベル集めとは，目の前に並べられたラベルを読みながら，ラベルを寄せ集める作業である．ラベル広げのときと同じように，ここでも分類思考にならないことが大事である．作業要領は次のようになる．

(1) 並べたラベルを1枚ずつ読み進め，3～4周する
　　1枚のラベルを何度も読むのではなく，1枚ずつ読んでいく作業を3～4回繰り返す．ラベルから「聴く」という心の姿勢でのぞむとよい．1枚ごとに「うん，なるほど！」とうなずきながら読み上げる．このとき，ラベルに書いてあること以上の思考をはさまない．記述されているとおり，一字一句字義どおりに読んで納得することが重要である．

(2) ラベルの訴える「志」が似たものどうしを寄せ集める
　　3～4周したら，方向性が似たラベルどうしを集め，グループをつくっていく．ラベルを重ねるときは，文字が全部隠れないように注意する．グループとして寄せ集める枚数は2～3枚，多くても4～5枚を目安とする．

(3) 寄せ集めたグループのラベルは左右どちらかに寄せる
　　できたグループから順に，脇に寄せておく．まだどこにも所属していないラベルは，机にできた隙間をつめるためであれば移動させてもよい．ただし，この段階でラベルどうしの関係を考えながら配置を探るような移動は絶対に行わない．

(4) 似たものどうしがなくなった時点で終了する
　　何回も読みながらラベルを徐々に集めていき，「もうこれ以上は似たものはない」限界になったところで終了する．どのグループにも所属しないラベルが出てくるが，全ラベル数の1/2～1/3は許容範囲である．このラベルを「一匹狼」とよぶ．逆にいうと，全ラベル数の1/2～2/3はどこかのグループに入っていることになる．

　　ラベル集めで重要なポイントは，「理屈で集めない」ことである．たとえば，次のような集め方は避ける．

- 因果関係に基づく集め方
- 説明をうまくつけるための物語的な集め方
- あらかじめ枠組みを用意した分類的な集め方

基本となるのは，「なんとなく似ているかどうか」といった類似性である．訴える内容が近しいかどうかといった親近性といってもよい．そのため，ラベルの内容どうしを「だから」という接続詞でつなげていくような集め方はしない．むしろ，「つまり」「すなわち」といった接続詞でつなげるようにすると，なんとなく似ているという感じの組み合わせで集めやすいだろう．

　また，理屈で集めないためにも，ラベルを読み上げる際に余計な思考をはさまないことが重要である．たとえば，

- ラベルにはこう書いてあるが，本当はこういう意味だ
- このラベルの背景には，実はこんなことがあるのではないか
- インタビュー時の雰囲気から，このラベルのセリフは本音ではなく建前だ

といったことは考えない．素直にラベルにうなずくのである．

　この「なんとなく似ているかどうか」という感覚は，実際に作業体験をしてみないと理解しにくい部分もある．言語情報を扱ってはいるが，身体を使うスポーツにも似たところがある．畳の上の水練ではなく，まずは水に飛び込んでみて体感するとよい．

B 教材事例

　ラベル集めが終わったところが図2-7である．2枚ずつの8つのグループと4枚の「一匹狼」ができあがった．

　集め方には個人差があるので，図の例も絶対的なものではない．一例として参考にしてほしい．しかし，だからといってラベル集めはでたらめに行うのではない．経験的に，7〜8割の組み合わせは共通しており，残りの2〜3割は個性の差としての違いと考えてよいだろう．

C 類似性は相対的な問題——鍋釜理論モデル

　ラベル集めでは類似性に着目するといったが，どのようなイメージでとらえたらよいだろうか．その手がかりとなるのが，図2-8の鍋釜理論モデルである．「鍋」「釜」「燃える薪」という3つの物品を，ラベルに見立てて考えてみよう．このとき，同じ調理器具である「鍋」と「釜」の組み合わせのほうが，「鍋」と「燃える薪」や「釜」と「燃える薪」の組み合わせよりも類似性が高いといえる．ラベル集めで着目する類似性は，まさにこのイメージである．それぞれのラベルが語る意味のパターンを認識し，類似思考をはたらかせながら，それらが似ているかどうか判断する．

　しかし，ことはそう単純ではない．今度は「釜」が存在せず，「鍋」と「燃える薪」の2つだけがあったとしよう．ここで抽象度を極端に高めると，「鍋」と「燃える薪」は，ともに物品であるという類似性が浮かび上がってくる．このように考えると，類似性の度合いは相対的な問題であるといえるだろう．どのようなラベルが広がっているかで，似ているかどうかの判断も変わってくるのである．

　なお，ここでいう類似性は，生物学者の今西錦司氏が『生物の世界』のなかで論じて

Step 3　ラベル集め

001　(Q：旅行先で) 子どもたちと遊んでいたら、急にお腹の調子が変になったんです。それで、トイレにすぐ駆け込んだんですよ。脂汗をかいていたように思います。汚い話ですが、すぐ下痢便が出たんです。心配になって覗いたら、イカ墨のような真っ黒な便じゃないですか。本当にびっくりしました。

002　経営者が仕事に追い込まれて血便が出たというのは、聞いたことがあるんです。でも真っ黒っていうのは……。これは大変なことが起こっているんじゃないか、ものすごく不安というか心配になりました。

004　(Q：そのとき奥さんにすぐ話されましたか) でもわたしの様子が変だったんでしょうね。しばらくして妻から、どうしたのって聞かれてね。それで、とにかく予約したホテルに入ってから、病院へ行ってみたらという話になりました。

017　うれしかったことは、妻がいちばん心配して心痛だったと思うんですが、気丈に笑顔を絶やさず、「先生が大丈夫というんだから大丈夫よ」って接してくれたことがうれしかったですね。

009　(Q：即入院といわれて……何を考えましたか) 5％といってももしがんだったらどうしよう。う〜ん、子どもたちのことが頭をよぎりましたね。自分がいなくなったらどうしようと、それがまず心配になりました。

018　自分が亡くなることは意外と怖いとは感じていなかった気がします。それよりも妻と子どもたちを残していくことが心配で、生命保険で家族がやっていけるか、ずーっと入院して生命保険の掛け金を払い続けることになったらどうしよう。そんな心配ばかりしていました。

011　治療ができる内視鏡で最初にみたら、胃のなかは傷はないというので、翌朝観察用の内視鏡でみたところ、かすかに傷跡があるという。原因がはっきりしないから腸の内視鏡検査も必要だって、いや〜一難去ってまた一難という心境で、精神的にまいってしまった。

013　(Q：腸の内視鏡検査の結果は) 腸ですか。下剤と水をたくさん飲まなければならず、つらかったですね。何かなものがみつかったらと思うと、不安はつのるし、結果的にどこも異常なしで助かりました。

015　さっき県内一の名医が主治医だったといいましたが、大学を出たばかりの研修医の先生がつくんですね。主治医が内視鏡でみた後、研修医が内視鏡をいろいろ動かしてくるんですよ。こっちはたまったもんじゃない。看護師さんが「先生、そのくらいにされては」っていってくれたんです。ええ、助かりました。

014　看護師さんですか。う〜ん。そういえばパソコンを持ち込んで仕事をしていたのかって聞いたんです。そうしたら、そんなことをするから出血性胃潰瘍になるんだっていわれて、とにかく休養するように叱られましたね。仕事の心配のあきらめがつきましたけどね。

010　(Q：即入院といわれて……何を考えましたか) それと仕事のことでしたね。お盆明けには事業提案書をつくって提案することになっていましたから、まあ〜それに、わたしでないと進まないクライアントの大口事業案件だったんです。

016　(Q：入院中の体験で、いちばんうれしかったことは) といわれてもね〜!?そういえば、隣のベッドに入院してきた人が話しかけてきたんですよ。書類を広げて仕事をしていて、ある大手企業の課長さんで、話しているうちに意気投合っていうか。実は退院後、その会社から受注がきた。悪いことばかりではない。ええ、ご縁というのは不思議ですね。

005　(温泉病院の当直の先生はなにも診察もしないまま、それは嫌な感じだな!?っていうんですよ) それはどういうことか。もしかしてがんの可能性でもあるのかって聞いたら、その可能性もあるっていわれて、もう駄目でした……。目の前が真っ暗っていう感じですよ。

008　(がんの確率は5％だといっても) でも内視鏡の検査をしてみないとわからない。即入院といわれました。2週間は入院だというんで、そのまま入院。

006　その日はすぐ帰るといっても車で距離がある。翌朝、車で家に帰りました。そしてかかりつけの内科・胃腸科・小児科が専門だという医院でみてもらおうと思ったら、お盆で休み。ついていないというのはこういうことかと思ったんですよね。まったく。

007　翌々日朝いちばんに車で国立病院を受診しました。でも、朝9時半に受け付けて診察が12時半をまわっていました。待っている間は、生きた心地がしなかったですね。

019　(退院後) それから、家でご飯とみそ汁と御新香で食事したときは、本当においしかった。生きているという実感というかなんというか、これが幸せというものかもしれないと。そのときは感じましたね。

012　入院中にわかったんです。内科主治医は県内一の消化器科の名医だって。その先生ががんの確率5％というのだから、すがるような安心感があったんです。その点が救われた気持ちだったですね。

003　(Q：そのとき奥さんにすぐ話されましたか) いや、すぐには話せませんでしたよ。心配させたくなかったですからね。旅行で楽しみにしてきているのに……。

020　(Q：強烈な体験は) 同室の20歳代前半の男性が幼い頃から腸の筋力が弱く、食物摂取ができないというんです。食べて栄養摂取することができない。栄養は点滴だけだった気がするのですが、それでも明るく対応してくれたのが印象的でした。精神的な強さというか、人間強くなれるというか。

図 2-7　教材事例：ラベル集め

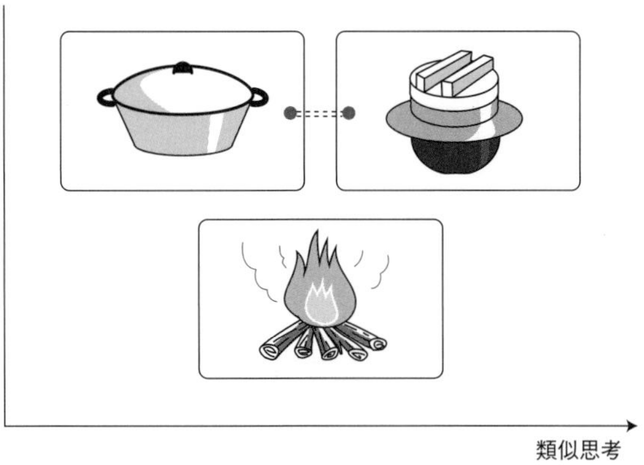

図 2-8　類似性の鍋釜理論モデル

いる「相似と相違」という考え方を基盤にしている．深く立ち入らないが，興味のある読者は参照してみてほしい．

D　ラベル集めと「場の全体感」——曲尺理論モデル

　　類似性が相対的な問題であるということは，鍋釜理論モデルで説明したとおりである．そうすると，ラベルどうしを比較するときにどのようなモノサシを使えばよいのかが問題となる．この頭のなかのモノサシを，ラベルを広げたときの二次元的なイメージから図 2-9 のような曲尺でたとえ，曲尺理論モデルとよんでいる．
　　基本要領の(1)で，まずラベル全体を 3〜4 回読んでから似ているものを集めるとした．その理由は，ラベルが構成する「場の全体感」を，わたしたちの頭のなかに醸成することにある．そうすると，図で示されるように，ラベルの場に対応した新しい曲尺が形成されてくる．ラベルの相対的な類似性の近さを測るモノサシは，この新しい曲尺なのである．
　　実際には，この新しい曲尺は広がったラベルのそばにあるのではなく，作業者としてのわたしたちの頭のなかに形成されることになる．しかし，厄介なことにわたしたちの頭のなかには，これまでに培ってきたしっかりとした曲尺をもっている．体系立てられた専門知識などがこれにあたり，自分の専門領域に入るほど無意識に使いやすい．そのため，しばしば 2 つの曲尺の間で迷いや混乱が生じ，あげくどちらで測っているかわからなくなってしまう．
　　川喜田氏は，「己を空しうして，データをして語らしめる」ことで，この状況がクリアになると指摘している．既存の曲尺をいったんはずして，ラベルの場に対応した新しい曲尺で測るということである．なお，はじめに紹介したジグソーパズル組み立て競争の例で，A さんと B さんの思考法は，それぞれ既存の曲尺と新しい曲尺にそのまま対応している．ラベルを何回もよく読み，新しい曲尺をつくるイメージで「場の全体感」を醸成することが重要である．

Step 3 ラベル集め

新しい曲尺
(ラベルの「場の全体感」からつくり出す)

既存の曲尺
(体系立った専門知識など)

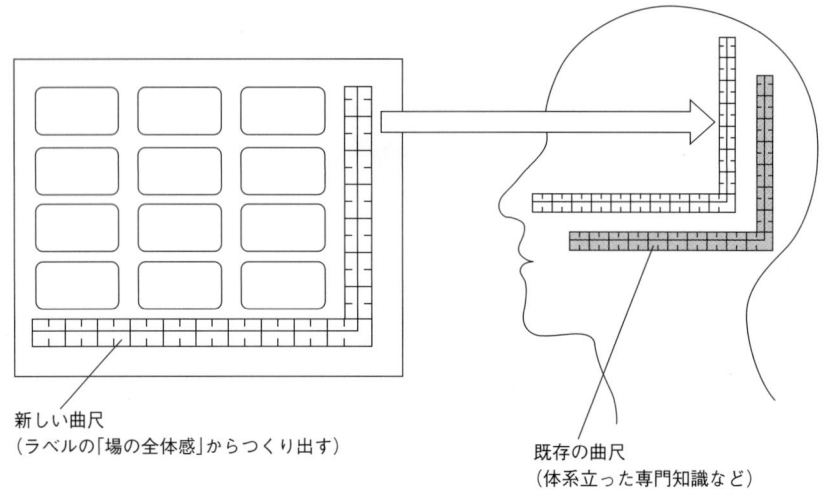

図 2-9 曲尺理論モデル

E 意味の分節化によるラベル集め──意味の手理論モデル

　　曲尺理論モデルでは，ラベルが構成する場を読み取り，類似性を比較するためのモノサシを想定している．しかし，ラベルのデータそのものから類似性と関係性をとらえるアプローチもある．

　　たとえば，「わたしは，最近毎日，通勤電車のなかで，読書をして，時間を有効に使っている」と書かれたラベルがあるとしよう．この一文を細かくみていくと，「わたし」について述べたデータといえる．また，「最近」のことについてのデータであり，「毎日」に関するデータでもある．以下同様に最小限の意味のレベルで分節化していくと，このラベルは10の事項について述べたデータであるということができる．

　　わたしは，　最近　毎日，　通勤　電車の　なかで，　読書をして，　時間を　有効に使っている．

　　このラベルが，広げられた100枚のラベルのうちの1枚であったとしよう．もし他の99枚のなかに，このラベルと同様に「わたし」に関する記述があるラベルがあれば，それはこのラベルと「意味の手」を結ぶ可能性をもつ．このようにして分節化した事項をヒントにラベルの類似性を探る考え方を，意味の手理論モデルとよんでいる．

　　この方法はわかりやすい反面，問題もある．1つのラベルにつき意味の手を10前後もつので，すべてを分節化して意味の手を探っていくと，組み合わせの数が膨大になって手に負えなくなる．そこで，一文がうったえる全体感(04理論でいう0番)を意識しながら意味の手を探っていくことが重要になる．機械的な組み合わせを見つけるのではなく，各ラベルの意味に「面で接する」のである．

　　意味に面で接するとは，意味になりきるといってもよい．ラベルを読むときに「う

ん，なるほど！」とうなずくのは，意味と一体化するための試みなのである．個々のラベルの意味と一体化したら，触手をのばしながら類似するラベルを探し，互いを結んで仲間を形成していくイメージで意味の手をつないでいく．

　意味の手理論モデルは，『暗黙知の次元』を著したマイケル・ポランニーのいう「対象に棲み込む」という考え方と同じものではないかと考えている．関心のある読者は参照してみてほしい．

Step 4 表札づくり

A 基本要領

　　　表札づくりとは，ラベル集めによって集まったグループごとに複数のラベルの内容をまとめ，一文にする作業をいう．作業要領は次のようになる．

(1) 集まったラベルのセットの全体感を自問自答する
　　表札の中身は，いわばラベルどうしが集まった理由である．そこで「なぜ集まったのか？　集まった感じはどんな感じなのか？」をみずからに問い，「こうだ！」と答える．このような自問自答の作業のなかから表札は生まれる．

(2) つかんだ全体感を一文で表現し，新しいラベルに赤い筆記具で記す
　　表札の文字数は，もとの素材とほぼ同じくらいの文字数を目安とする．ばらつきがある場合は，集まったラベルの文字数の平均とする．ただし，内容的には足して割るイメージではなく，掛け算のイメージに近い．

(3) ラベルを重ねたうえに表札のラベルを載せ，クリップで束ねる

(4) 「一匹狼」として残っているラベルの右下隅に赤い筆記具で点をつける

　　重要なポイントは，表札に作業者の意見を書くわけではないということである．あくまで集まったグループを代弁するのが表札づくりである．川喜田氏は，表札づくりを「発句の精神」や「お産」と評している．それほどに精神的奮闘努力を要する作業であるが，表札ができあがったときはしばしば知的な創造感を味わうことができる．
　　なお，詳しくは次のStep 5「グループ編成」で解説するが，表札の文字色・束ねる道具・「一匹狼」の印は，段階ごとに変えることになる．基本要領の(2)〜(4)で示した，赤文字・クリップ・赤い点は，最初の表札づくり(1段目)で使う組み合わせである．

B 教材事例

　　たとえば，図2-7でできたグループのうち001と002からなるグループで表札をつくると，図2-10のようになる．すべてのグループに表札をつくり，作業を終えたところが図2-11である．表札の文字色は赤となる．表札には，通し番号の前にAをつけて元ラベルの通し番号と区別している(A001，A002…)．右下隅の赤点は「一匹狼」の印である．また，表札の下には所属するラベルがクリップで束ねられている．
　　表札にも個人差があるので，正解があるわけではない．正解という表現を使うなら，正解には幅がある．かといってでたらめではないことは，ラベル集めと同じであ

> A001　ことの始まりは家族旅行先で急にお腹の調子が変になり，トイレに駆け込んだら血便とは違う予備知識のない黒色の下痢便が出たことで，大変なことが起こっているのではないかと心配になった．

> 001　（Q：旅行先で）子どもたちと遊んでいたら，急にお腹の調子が変になったんです．それで，トイレにすぐ駆け込んだんですよ．脂汗をかいていたように思います．汚い話ですが，すぐ下痢便がでたんです．心配になって覗いたら，イカ墨のような真っ黒な便じゃないですか．本当にびっくりしました．

> 002　経営者が仕事に追い込まれて血便が出たというのは，聞いたことがあるんです．でも真っ黒っていうのは……．これは大変なことが起こっているんじゃないか．ものすごく不安というか心配になりました．

図 2-10　教材事例：001 と 002 のグループにおける表札づくり

る．自分で表札をつくってみて，図と比較しながら味わってみるとよい．

C　表札づくりの練習問題

　　表札づくりは，体験することで実感を得てみないと理解しがたいところがある．分析科学のように，データを対象化して分析し，操作的に組み立てるのではないところに独自の難しさがあるといえよう．

　　そこで実際に体験してもらうために，図 2-12 のような簡単な練習問題を用意した．3 枚のラベルは，都内の通勤電車を観察するなかで得られたデータである．これらのラベルに対して，どのような表札がつくだろうか．前述した基本要領を思い出しながら，表札をつくってみてほしい．

　　表札ができたら，図 2-13 で示した表札と比較してみよう．この図では，初心者がつくりがちな不適切な表札の類型をまとめている．標準的な表札を中心に，横軸の広がりは元ラベルの内容からの逸脱，縦軸の広がりは表札としての抽象性・具体性の度合いを示している．なお，左上の「目次型」は，一文の形式になっていないため表札とはいえず，軸からはみ出した位置づけになっている．

　　適切な表札となるためには，少なくとも縦軸のなかに入っている必要がある．横軸左右の「背景・原因追究型」や「解決策型」の表札は，考え方としては一理あるかもしれないが，元ラベルに書かれていない内容であるため表札としては適切でない．表札をつくるときに，個人的な意見や感情を盛り込まないのは基本要領で示したとおりである．それでは，縦軸の表札の例について，順に詳しくみていこう．

Step 4 表札づくり

A001 ことの始まりは家族旅行先で急にお腹の調子が変になり，トイレに駆け込んだら血便とは違う予備知識のない黒色の下痢便が出たことで，大変なことが起こっているのではないかと心配になった．	**A005** 看護師は，わたし以上に患者であるわたしの立場に立って医療支援を行う角度から，わたしにも医師にもいいにくいことをアドバイス・支援し，結果として助けてくれた．	019 （退院後）それから，家でご飯とみそ汁と御新香で食事したときは，本当においしかった．生きているという実感というかなんというか，これが幸せというものかもしれないと．そのときは感じましたね．●
A002 病気に精神的に向き合えたのは，いちばん心痛だったと思う妻が気丈に振る舞い，相談相手になってくれ，笑顔で励ましてくれたことにある．	**A006** 入院中も仕事のことは頭を離れず書類まで持ち込んでしまったが，結果として隣のベッドに入院した人の会社と仕事上の縁ができてしまい，社会の縁の不思議さを感じた．	012 入院中にわかったんです．内科主治医は県内一の消化器科の名医だって．その先生ががんの確率5%というのだから，すがるような安心感があったんです．その点が救われた気持ちだったですね．●
A003 入院中つねに心配していたことは，病気で自分が死ぬことの恐怖よりも，残された場合に妻や子どもたちがどうしたら生計を保って暮らしていけるかということだった	**A007** 症状が出てから温泉病院，国立病院と受診したが，がんの可能性が浮上しても検査を受けないと診断結果が出ない医療の現実を思い知り，その間は目の前が真っ暗という感じだった．	003 （Q：そのとき奥さんにすぐ話されましたか）いや，すぐには話せませんでしたよ．心配させたくなかったですからね．旅行で楽しみにしてきているのに……．●
A004 内視鏡検査は，胃の検査で確定原因がわからず腸の検査まで行い，結果として異常なしとなったが，その間は何か変なものがみつかったらと，心労で精神的にまいっていた．	**A008** 症状発生の翌日はかかりつけの医院は休診で，翌々日に国立病院で受診したが待ち時間が午前中いっぱいかかり，その間は生きた心地がしなかった．	020 （Q：強烈な体験）同室の20歳代前半の男性が幼い頃から腸の筋力が弱く，食物摂取ができないというんです．食べて栄養摂取することができない．栄養は点滴だけだった気がするのですが，それでも明るく対応してくれたのが印象的でした．精神的な強さというか．人間強くなれるというか．●

図 2-11　教材事例：表札づくり（できあがり，クリップは省略して示す）

```
        ┌─────────┐
        │    ?    │
        └─────────┘

 ┌──────────────┐   ┌──────────────┐
 │昔と違い，今の子│   │昔から年配で肥満│
 │どもたちは太っ　│   │の人は多いが，最│
 │ている子が多い．│   │近は通勤電車のな│
 │　　　　　　　　│   │かで若い人の肥満│
 │　　　　　　　　│   │が多く目につく．│
 └──────────────┘   └──────────────┘

        ┌──────────────┐
        │中年太りは下腹が出│
        │るのが普通だが，今│
        │の若い人は胃のとこ│
        │ろが奇妙にポコッと│
        │出ている．　　　　│
        └──────────────┘
```

図 2-12　表札づくりの練習問題

```
                         ↑
        目次型         シンボルマーク型
  ┌──────────────┐   ┌──────────────┐
  │子どもと若い人│   │肥満世代登場  │
  │の肥満の問題  │   │              │
  │              │   │              │
  └──────────────┘   └──────────────┘
                         飛びあがり型
                     ┌──────────────┐
                     │現代社会は若者│
                     │のブクブク肥満│
                     │が多い．      │
                     │              │
                     └──────────────┘
   背景・原因追求型    標準型          解決策型
  ┌──────────────┐  ┌──────┐  ┌──────────────┐
  │現代物質文明は│  │      │  │肥満解消のスポ│
  │食糧量産を可能│  │      │  │ーツ用具を開発│
← │にし，飽食の時│──┤      ├──│して売り出そう│→
  │代のなかで現代│  │      │  │．            │
  │人は皮肉にも肥│  │      │  │              │
  │満で悩んでいる│  └──────┘  └──────────────┘
  └──────────────┘
                         足し算型
                     ┌──────────────┐
                     │昔と違い今は子│
                     │どもたちで太っ│
                     │ている子が多く│
                     │，通勤電車のな│
                     │かでも若い人の│
                     │肥満が目立ち，│
                     │中年太りなら下│
                     │腹が出ているの│
                     │が普通だが，今│
                     │の若い人は胃が│
                     │ポコッと出てお│
                     │り異常さを感じ│
                     │る．          │
                     └──────────────┘
                         ↓
```

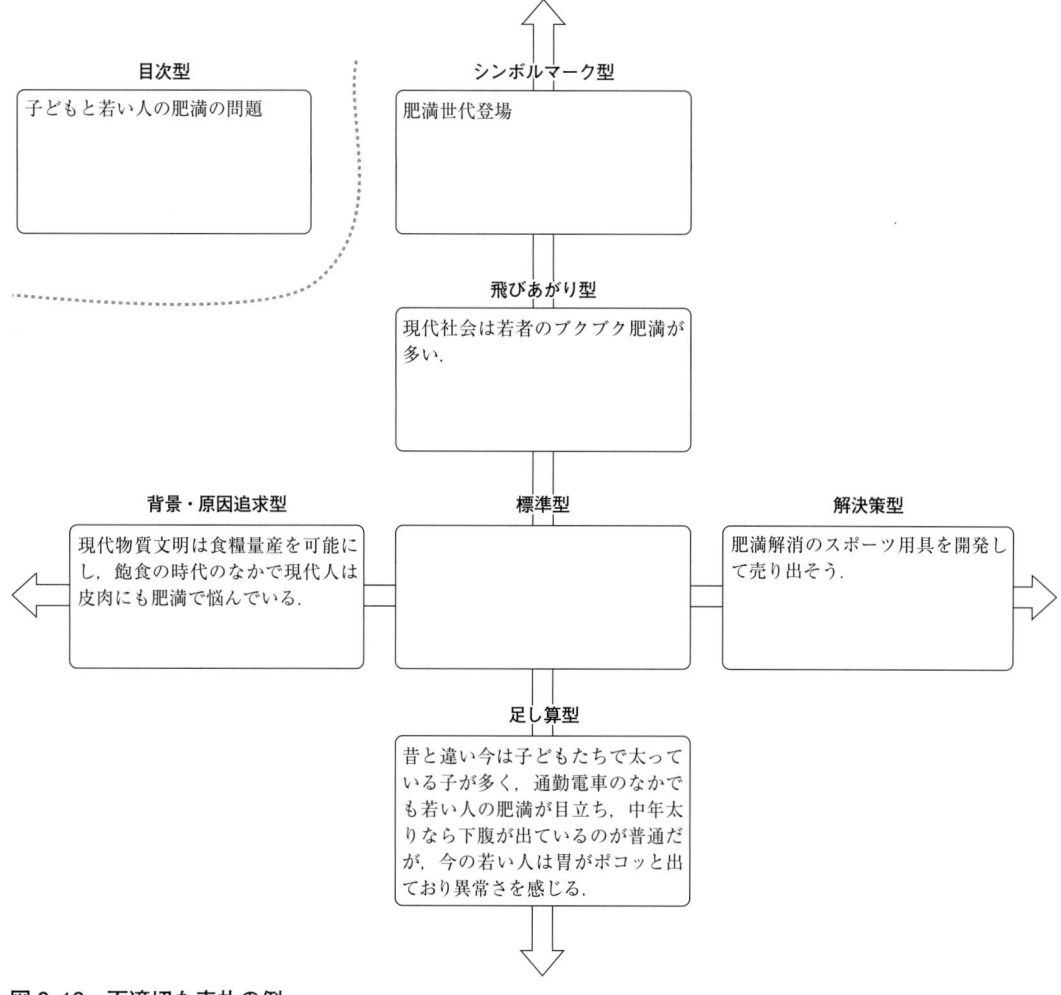

図 2-13　不適切な表札の例

●シンボルマーク型
　素材 3 枚のエッセンスをとらえている点ではよいのだが，実態としての具体性がみえない．文字数も極端に少なすぎ，基本要領から逸脱している．しかし，表札づくりにあたっては，このようにエッセンスを最初にとらえることが重要である．適切な表札にするためには，肉づけが必要である．

●飛び上がり型
　表札としてはかなり適切な表現に近づいている．ただし，まだ抽象度が高く具体性が不足してしまっていることが難点である．文字数も基本要領から逸脱している．

●足し算型
　元ラベルの記述とほとんど変わらず，文字数も基本要領から大きく逸脱してしまっ

Step 4 表札づくり

ている．この例は少し極端だが，表札はただ元ラベルを並べればよいというわけではない．

では，どの程度の抽象度で，どの程度の具体的な内容を盛り込めばよいのだろうか．適切な表札の位置は，「標準型」と記された余白の位置が目安となる．たとえば，次のような表札が見本例になるだろう．

> 昔と違い最近は，子どもから若者世代までの年相応でない異常な肥満が多く目につく．

元ラベルの3枚が集まった理由は，「年相応でない異常さ」にあるといえる．そのようなエッセンスをつかんだうえで，一文につづるとよい．文字数で計算するなら，3枚のラベルで約100字であり，平均で約33字となる．見本例の表札は39字で，元ラベルの平均字数とほぼ同程度とみなすことができる．

自分のつくった表札と比べてみて，どうだっただろうか．表札づくりの訓練の過程では，多くの人が縦軸のラインを行ったり来たりしながら，「標準型」の位置を体得していく．横軸にはずれないように気をつけながら，大いに縦軸のなかで揺れながら経験を積み重ねていくとよい．

ここで提示した「標準型」も1つの目安であり，正解というわけではない．データは基本的には言語情報を用いるので，わたしたちの意味の世界の問題となる．人それぞれに生まれたときから現在までさまざまな体験や経験を積み重ね，知識を習得してきている．ゆえに，ものの見方や考え方は人それぞれであり，同じデータをみてもとらえる意味には幅がある．その意味の幅は，当然表札づくりに反映されるし，その前段のラベル集めにも反映される．よって唯一の正解はないし，正解には幅があると考えるほうが実態にふさわしい．

だからといってどのような表札でもよいのだ，ということにはならない．だれの目からみても適切な表札だと評価，判断できる出来栄えはある．このことをもって，ある種の「客観性」と考えてもよいかもしれない．

D 04理論に基づく表札づくり

表札づくりは，基本的には集まったグループのラベルを読んで，「要するにこんな感じだ」と直観的に一文をつづる作業と思ってよい．しかし，実際にある程度作業を進めると，表札となる一文がなかなか浮かんでこないケースも多い．そのときは，ここで説明する04理論にそって表札づくりを試みるとよい．

04理論は，Step1のラベルづくりでも簡単に紹介したが，表札づくりの方法として開発した技術である．図2-14のような問いかけをもとに0～4番までの要素を抽出していくことから，この名前がついている．かつて川喜田氏が表札づくりを指導した際，受講者に表札となりうる要素を問いかけ，メモ用紙に書きとめていた．そして，書きとめた要素をもとに表札となる一文をつくった．この方法は「ミニKJ法」と

0番　なぜ集まったのか，どんな感じか？
　→要するに，一言でいうと，〇〇〇(シンボル的)な感じ.

1番　それ(0番)は何についていっているのか？
　→要するに，一言でいうと，〇〇〇(名詞的)についていっている.

2番　それ(1番)がどうだ，といっているのか？
　→要するに，一言でいうと，〇〇〇(動詞的)だ，といっている.

3番　それ(2番)に対してどういうふうにどうだ，または
どのような何(1番)だといっているのか？
　→要するに，一言でいうと，〇〇〇(修飾語的)ふうに，といっている.

4番　ほかに漏れ落ちはないか？
　→要するに，一言でいうと，〇〇〇.

図 2-14　04 理論における要素抽出のプロセス

命名されたが，問いかける内容と自答して書きとめる要素のいずれも定式化されていなかった．そこで筆者はこれまでの数多くの指導の経験を経てこの方法を定式化し，04 理論として確立した．

それでは，表札づくりでの 04 理論の使い方を説明しよう．具体的なサンプルを**図 2-15** に示すので，適宜参照してほしい．まずは集まったグループのラベル内容を 2 回ずつ読む．これをふまえて，0 番から順に要素を抽出する．0 番では，集まったラベルのグループは「なぜ集まったのか，どんな感じか？」とみずからに問い，「要するに，一言でいうと」と問いつめて，「〇〇〇な感じ」とみずから答える．集まったラベルは複数枚あるが，あくまで全体を 1 つとしてとらえ，その全体感をシンボル的に表現する．できるだけ泥臭く，ソフトに，大和言葉ふうに，動きのある表現を心がけるとよいだろう．

つづいて 1 番では，0 番でとらえた全体感を自分のなかで対象化し，それを眺めながら，「それ(0 番)は何についていっているのか？」とみずからに問い，「要するに，一言でいうと」と問いつめて，「〇〇〇についていっている」とみずから答える．問うている内容は，集まったラベル全体が訴えようとしている主題・対象・事柄にあたるので「名詞的」に表現する．

2 番では，1 番でとらえた主題・対象・事柄をふまえて，「それ(1 番)がどうだといっているのか？」とみずからに問い，「要するに，一言でいうと」と問いつめて，「〇〇〇だ，といっている」とみずから答える．問うている内容は，集まったラベル全体が訴えようとしている主題・対象・事柄の規定にあたるので「動詞的」に表現する．

3 番では，2 番か 1 番を修飾する形で，「どういうふうに，どうだといっているのか？あるいは，どういうふうな，なんなのか？」とみずからに問い，「要するに，一言でいうと」と問いつめて，「〇〇〇ふうに，あるいは〇〇〇ふうなといっている」とみずから答える．問うている内容は，2 番か 1 番のいずれかに関係する要素にあたるので「修飾語的」に表現する．

Step 4　表札づくり

1. 素材を2回ずつ読む

   > 009　（Q：即入院といわれて……何を考えましたか）5%といってももしがんだったらどうしよう．う～ん，子どもたちのことが頭をよぎりましたね．自分がいなくなったらどうしようと，それがまず心配になりました．

   > 018　自分が亡くなることは意外と怖いとは感じていなかった気がします．それよりも妻と子どもたちを残していくことが心配で，生命保険で家族がやっていけるか，ずーっと入院して生命保険の掛け金を払い続けることになったらどうしよう．そんな心配ばかりしていました．

2. 0番から順に要素を抽出する

   0番：先が心配（な感じ）
   1番：残された場合の妻や子どもたち（についていっている）
   2番：暮らしていけるか心配だ（といっている）
   3番：どうしたら生計を保って（というふうに）
   4番：病気で自分が亡くなる死の恐怖よりも
   4′番：入院中つねに心配していたこと

3. 日本語の文法に則って一文に組み立てる

   - 1番＋2番
     ⇒残された場合の妻や子どもたちが，暮らしていけるか心配だ．
   - 1番＋3番＋2番
     ⇒残された場合の妻や子どもたちが，どうしたら生計を保って暮らしていけるか心配だ．
   - 4番＋1番＋3番＋2番
     ⇒病気で自分が亡くなる死の恐怖よりも，残された場合の妻や子どもたちが，どうしたら生計を保って暮らしていけるか心配だ．
   - 4′番＋4番＋1番＋3番＋2番
     ⇒入院中つねに心配していたことは，病気で自分が亡くなる死の恐怖よりも，残された場合の妻や子どもたちが，どうしたら生計を保って暮らしていけるか心配だ．
   - 添削
     ⇒入院中つねに心配していたことは，病気で自分が亡くなる死の恐怖よりも，残された場合の妻や子どもたちがどうしたら生計を保って暮らしていけるかということだった．

4. 表札を書く

   > A003　入院中つねに心配していたことは，病気で自分が死ぬことの恐怖よりも，残された場合に妻や子どもたちがどうしたら生計を保って暮らしていけるかということだった．

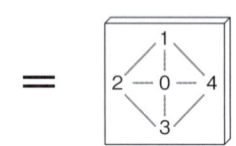

   ＝ （図：1,2,0,4,3 の菱形配置）

   図2-15　04理論に基づく表札づくりの例

4番では，すでに切り出された1～3番だけでは0番でつかんだ内容が表現しきれていない場合の，漏れ落ちた要素を抽出する．そこで，「ほかに漏れ落ちはないか？」とみずからに問い，「要するに，一言でいうと」と問いつめて，「○○○」とみずから答える．表現は「修飾語的」なケースが多いが，「動詞的」や「名詞的」な表現になることもある．4番となる表現は，ない場合もあるし，複数出てくる場合もある．ただし，5個以上になる場合は，0番がきちんと把握できていないと思われるので，0番からやり直したほうがよい．

ここまでが，意味の抽出のプロセスである．4番までが終わったら，次に表札の文

を作成する．すなわち，抽出された0～4番までの要素を用いて，日本語の文法に則って一文を構成する．

具体的な手続きとしては，まずは0番を念頭におきながら，1番と2番の要素を取り出して日本語の一文を完成させる．もちろん，必要に応じて助詞や助動詞などの言葉を補足する．次に，できた一文に3番の要素を加え，改めて完成文をつくる．つづいて4番を，複数ある場合は1つずつ加えながら，そのつど完成文に仕上げていく．つまり，0番を全体のイメージの監査役として位置づけたうえで，日本語の文法に則って1～4番の要素を順に組み立てるのである．一般的には「1番（名詞）＋3番（修飾語）＋2番（動詞）」の順になり，4番はいずれかの番号の間に入ることになる．このとき，0～4番の要素をそれぞれ小さなメモ用紙1枚ずつに書きとめておくと，メモ用紙を動かしながら視覚的に組み合わせを探ることができるので便利である．

1～4番すべてを用いた一文が完成したら，グループの元ラベルを読みながら，それらの意味がきちんと入っているか確認しつつ，表札文の添削を行い完成させる．そのうえで，0番を読んでそのエッセンスがきちんと表現できているかを確認する．ここまでが04理論に基づく表札のつくり方である．このようにしてつくられた表札は，0番を核に各要素がダイヤモンド状に広がるモデルとして表現することができる（図2-15）．これを「意味の構造モデル」とよんでおり，表札の構造を考えるうえで重要なモデルである．

ところで，表札となる一文の基本的な構成要素は0～4番であるということは，裏を返せば，意味のある一文として表現するためには0～4番の構成要素が必要ということである．ステップ1のラベルづくりでは，この考え方に基づいて，単位化のモノサシとしての04理論を紹介した．まとめると，取材によって入手した現象の1単位のラベルも，複数のラベルの内容をまとめた表札も，いずれも0～4番の構成要素を基本にしているということである．この考え方を発展させると，わたしたちはコミュニケーションのなかで互いに0番を伝え合おうとし，1～4番を使いながら（ときには0番を直接）表現しているということができる．

E 表札づくりの2つの思考ルート——離陸ルートと跳躍ルート

04理論に基づく表札づくりのプロセスを，より実践的にイメージしたのが図2-16である．この図では，ラベルも表札もそれぞれに0～4番までの構成要素をもっていることから，0番を核にしたダイヤモンドの形の構造モデルで描いている．表札づくりでは，取材で得た素材が個々のラベルとして存在している状態（素材レベル）から，1枚の表札に統合しなければならない（表札レベル）．ここで，表札をつくる思考のルートには2つある．1つが離陸ルートとよばれるルートで，もう1つが跳躍ルートである．

離陸ルートによる表札づくりは，ラベルを読んだうえでいきなり表札の文をつくろうとするアプローチである．多くの場合，足し算型の表札になりがちで，元ラベルとあまり変わらない内容にとどまってしまう．すなわち，表札レベルに至ることなく素材レベルに「落下」してしまいがちで，あまりよいルートとはいえない．

Step 4 表札づくり

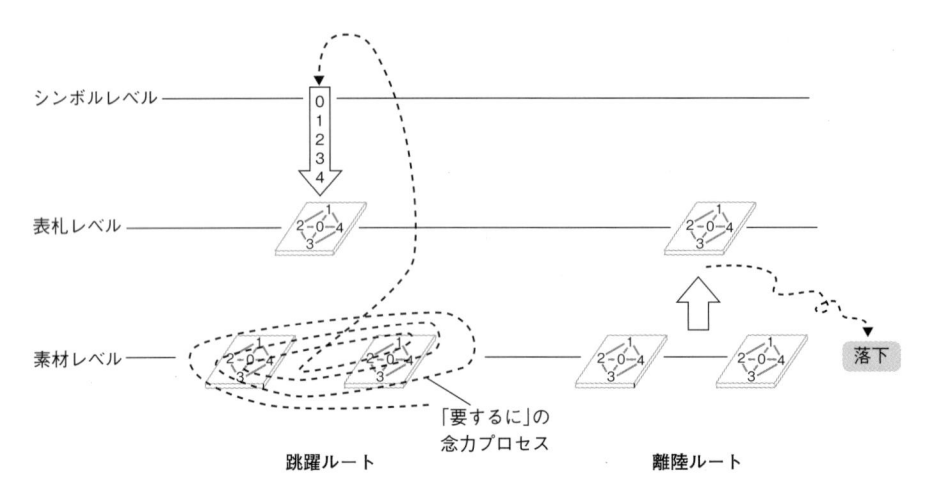

図2-16 離陸ルートと跳躍ルート

　ここですすめたいのは，跳躍ルートである．すなわち，表札レベルをも超えたシンボルレベルにまで飛び上がってまずは0番をつかんでから，1～4番を抽出して表札を構成していくルートである．そうすることで，表札は04理論に基づく意味の構造モデルをおのずと備えることになる．

　複数の意味構造から単数の意味構造へと変換するには，複数を1つとしてとらえなければならない．そのためには，いったん高い抽象的なレベルに飛び上がって全体感を掌握し，その実態になりきることが必要となる．

　この跳躍のためには，具体的な作業として「要するに」と問いかけるプロセスが必要となる．複数のラベルの周囲をぐるぐるとまわりながら，「要するに」という念力をかけてシンボルレベルにまで跳躍し，「一言でいうと」とみずからに問い迫るのである．そして，元ラベルがさまざまな要素をもつなかで，「要するに」と啖呵を切って「○○○な感じ」と自答するわけである．

　念力などというと，どこかオカルトじみて聞こえるかもしれないが，決してそのようなことはない．複数から単数への意味変換・情報変換の過程で，わたしたちに生まれながらに備わっているある種の能力が発揮されるのだと感じている．表札づくりでは，「要するに」という言葉で呪文のように自問自答を導くことが，具体的な手立てとなる．実際に試してみると，このことが実感として理解できるだろう．

F 意味の震源地としての表札――震源地測定理論モデル

　表札づくりのイメージを説明する際，筆者はよく地震の震源地を測定する方法を例に用いている．3か所以上の異なる観測地点で震源までの距離が得られれば，正確な震源地を特定することができる．すなわち，それぞれの観測地点を中心に，震源までの距離を半径にした円を地図上に広げたとき，交差する領域の中心が震源地である．

　これを模式図化したものが，図2-17の震源地測定理論モデルである．3つの円を

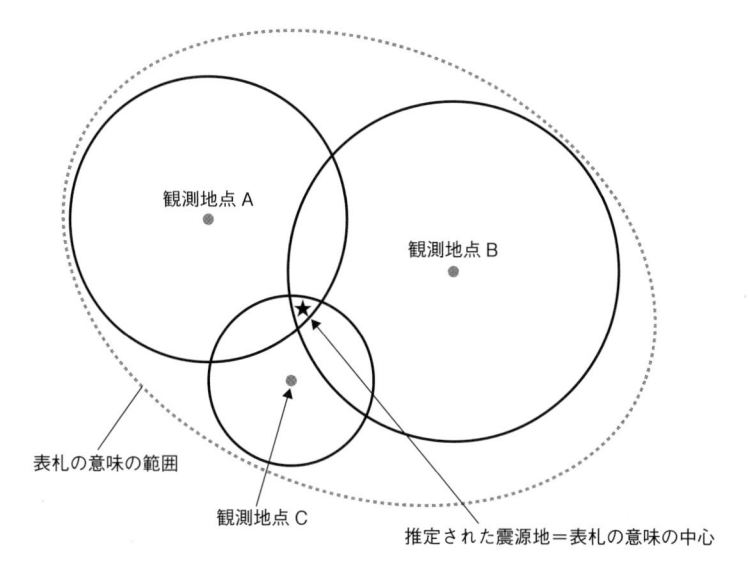

図 2-17 震源地測定理論モデル

ラベルに見立てて考えると，いずれも中心をもった意味の広がりとみなすことができる．そして表札は，これらのラベルに共通する「意味の震源地」ということになる．すなわち，表札づくりとは，震源地を見定め，そこを中心にしたときの意味を新しくとらえなおす作業であり，新たな意味を浮上させる作業といっても過言ではない．ただし，3つの円の範囲内に震源地があるように，あくまでデータがうったえる範囲内での新たな意味であることに注意したい．

G 表札づくりと語彙の不足感

表札づくりを指導していると，多くの人が「的確なことばが出てこない」と自分の語彙不足を嘆く．しかし，実際には語彙が不足しているということはほとんどない．ただ，必要な語彙が自分のなかから出てこないだけなのだ．インストラクターがそのときに必要なことばを示唆すると，「そうだ，そういえばいいんだ！」と異口同音に発することが多い．

この状況は，古井戸のポンプにたとえることができる．井戸の手漕ぎ式ポンプは，しばらく放置して使わないと，いくら漕いでも水があがってこなくなる．しかし，水が完全に枯れてしまうことは少なく，誘い水を注いで懸命にポンプを動かすと，やがて水が出てきて復活する．はじめのうちは汚く濁った水が出てくるが，たくさんくみ出していくことで，元通りのきれいな水が出てくるようになる．

ここでいう誘い水が，表札づくりの研修やトレーニングである．最初のうちは濁った水と同じで，見当外れや間違った表札ができやすい．しかし，何回も表札をつくっていくうちに次第に的を射た表札になっていく．そして，本来もっていた新鮮な語彙が次々と湧き出してくるのである．決して語彙は不足していないのだということを忘れないでほしい．

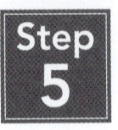

Step 5 グループ編成

A 基本要領

　Step2～4のラベル広げ→ラベル集め→表札づくりは，あわせてグループ編成とよんでいる．最初のラベルづくりで得られた元ラベルは，グループ編成を繰り返すことで，最終的には数個のグループにまでまとめられ，統合されることとなる．すなわち，表札づくりが終わったら，そこでできた表札と「一匹狼」を使って次のラベル広げを行うのである．

　グループ編成は，段階が進むごとに，1段目，2段目…N段目とよんでいる．一貫して元ラベルとそこからつくられた表札のみを使うので，段階が進むほどラベルの数は集約され少なくなっていく．また，元ラベルの数が多いほど，多くの段階を要することになる．各段階でのラベル広げ，ラベル集め，表札づくりの作業要領は，すでに説明してきたことと同じであるが，以下の点に注意する．

- 段階の違いがわかるように表札をつくる(**表2-3**)

　Step4「表札づくり」でも述べたが，表札の文字色・束ねる道具・「一匹狼」の印は，段階ごとに区別がつくように**表2-3**の要領にしたがう．例えば2段階目では，表札の文字色は青，束ねる道具は輪ゴム，「一匹狼」の印は右下隅の青い点となる．とくに「一匹狼」の印は，次のステップの空間配置で重要な役割を果たすので，規則どおりに印をつけることを忘れないようにする．

表2-3　表札の文字色・束ねる道具・「一匹狼」の印の段階別規則

	表札の文字色・束ねる道具		「一匹狼」の印
元ラベル	元ラベル	黒	
1段目	表札1段目	赤 クリップ	右下隅に赤点
2段目	表札2段目	青 輪ゴム	右下隅に青点
3段目	表札3段目	緑 輪ゴム	右下隅に緑点
4段目	表札4段目	赤＋左上を赤で塗る 輪ゴム	右下隅に赤斜線
5段目	表札5段目	青＋左上を青で塗る 輪ゴム	右下隅に青斜線
6段目	表札6段目	緑＋左上を緑で塗る 輪ゴム	右下隅に緑斜線

- グループの総数が5～7個になったら作業を終了する

　5～6個を目安に，最大でも7個以内とする．クリップや輪ゴムで束ねながらグループをまとめていく．最後まで「一匹狼」のラベルが残るケースもある．

　段階が進むにしたがって，ラベル集めで類似性を感じる判断基準は，よりなんとなくという感覚が強くなっていく．抽象度は段階ごとに高くなっていくが，いわゆる「抽象のはしご」を段階的に昇っていくのとは異なる．具体性を加味しつつ，あるいは「土の香りを保ちながら抽象度が高くなっていく」といった，説明上は矛盾したことを行っていく．

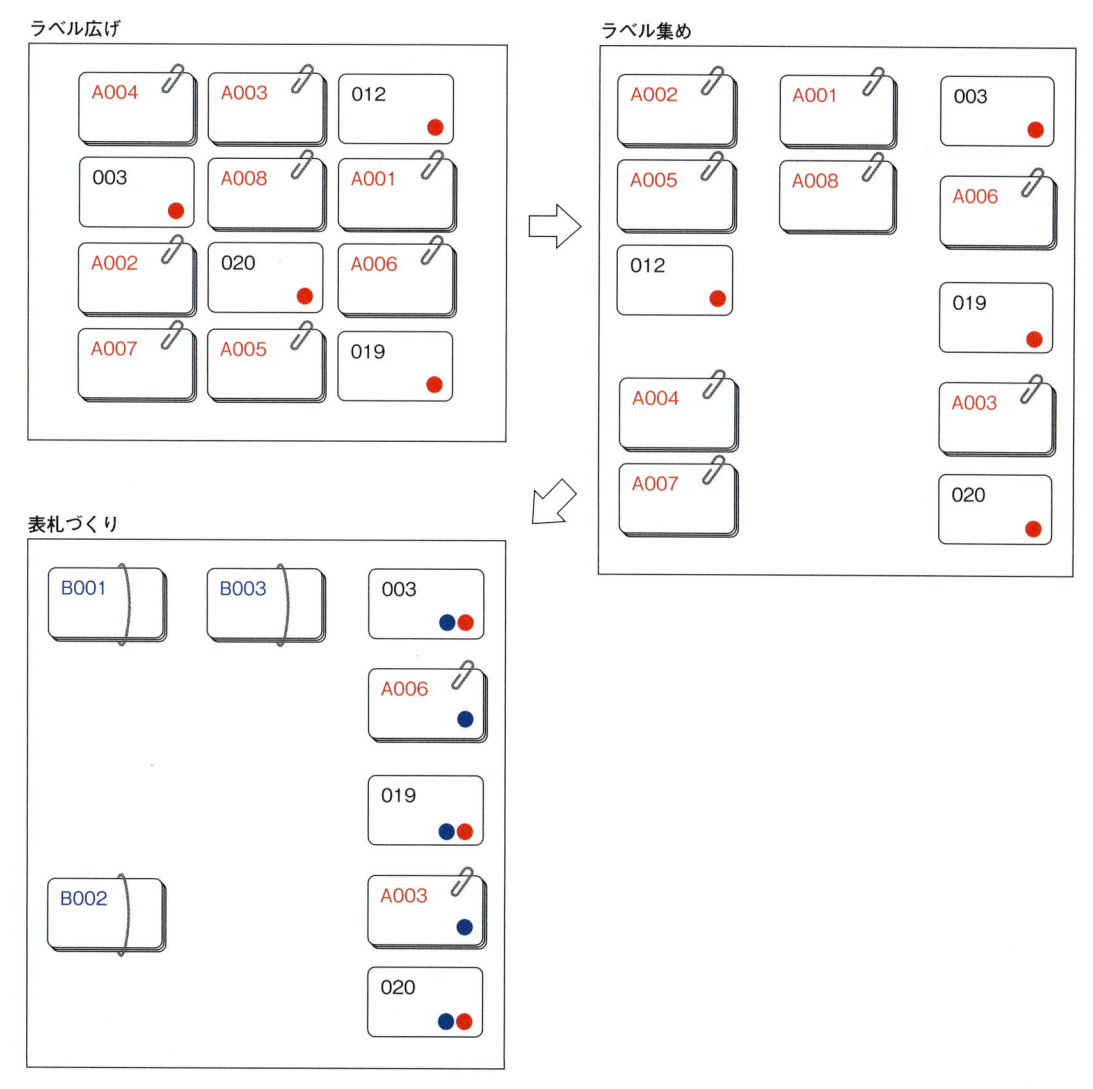

図2-18　教材事例：グループ編成の2段目

Step 5 グループ編成

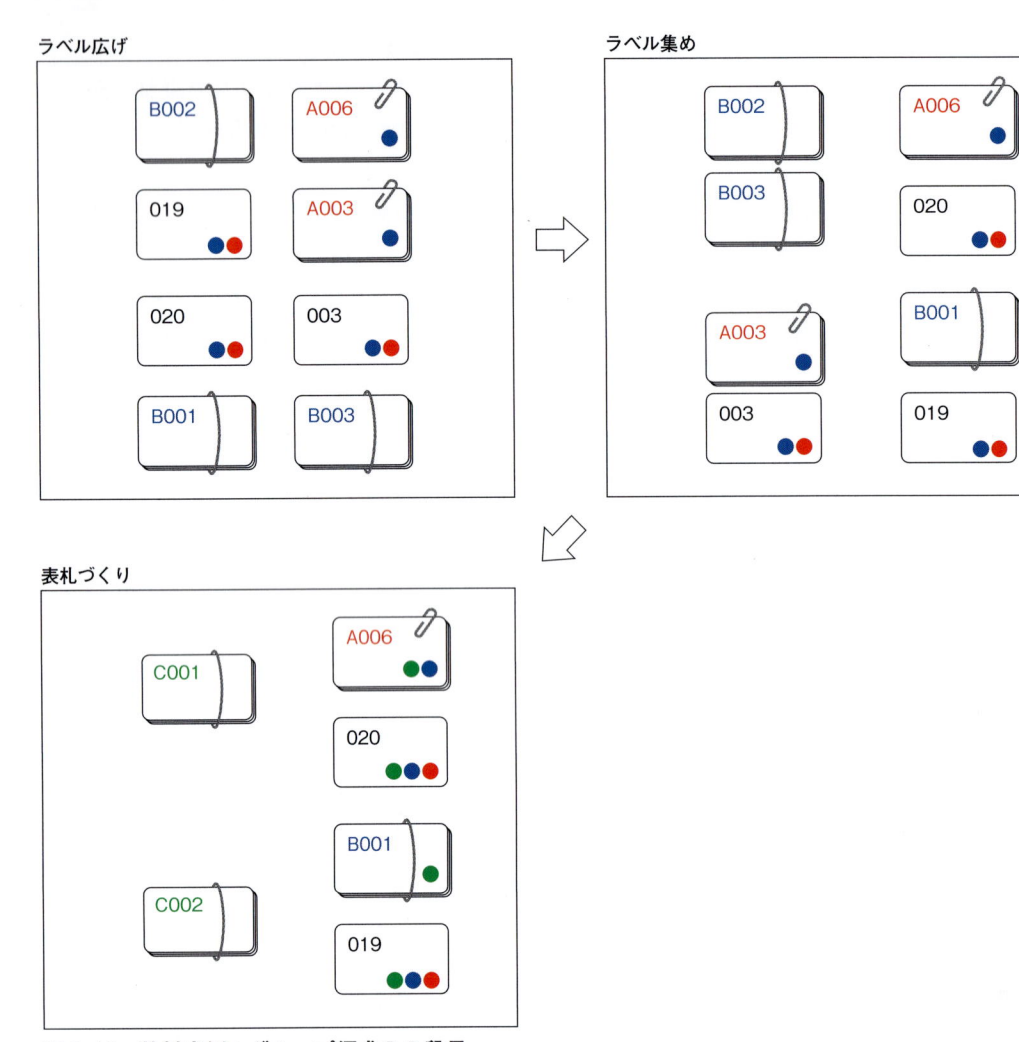

図 2-19 教材事例：グループ編成の 3 段目

　　グループ編成によってラベルをまとめていくプロセスは，単純な作業の積み重ねといえるかもしれない．ちょうど登山のように一歩一歩コツコツと積み上げながら歩みを進めていく．先がみえないので途中は何回も苦しくなるが，次のステップの空間配置では素晴らしい光景がみえてくる．ときには目から鱗が落ちるような発見に至ることも期待できる．それまでは集中と忍耐，一寸先は闇という心境で，決して先読みをしないようにしながら作業を続けるようにしたい．

B 教材事例

　　教材事例では，グループ編成が 3 段目まで行われ，6 個のグループに至っている．グループ編成の 2 段目を図 2-18，3 段目を図 2-19 で概略にして示す．ラベルの内容は割愛するが，次第に集約されていく過程をたどってほしい．先に説明したように，2 段目の表札の文字色は青，3 段目は緑である．また，「一匹狼」の印は，2 段目が●，

> C001 ことは家族旅行先での予備知識のない黒色の下痢便の症状から始まり，大変なことだという不安，次に受診過程におけるがんの可能性の浮上，そして異常なしの検査結果が出るまでの期間は，生きた心地がせず心労で精神的にまいってしまった．

> B001 病気に精神的に向き合うことができ助けになったのは，気丈に笑顔で支えてくれる妻と責務をまっとうする看護師，名医といわれる医師の存在であった． ●

> 019 （退院後）それから，家でご飯とみそ汁と御新香で食事したときは，本当においしかった．生きているという実感というかなんというか，これが幸せというものかもしれないと．そのときは感じましたね． ●●●

> C002 症状の発生から入院中は，病気で自分が死ぬことの恐怖に至るよりも，家族に心配をかけたくない，さらには残された場合の家族の先行きの生活を心配する気持ちのほうが主だった．

> A006 入院中も仕事のことは頭を離れず書類まで持ち込んでしまったが，結果として隣のベッドに入院した人の会社と仕事上の縁ができ，社会の縁の不思議さを感じた． ●●

> 020 （Q：強烈な体験は）同室の20歳代前半の男性が幼い頃から腸の筋力が弱く，食物摂取ができないというんです．食べて栄養摂取することができない．栄養は点滴だけだった気がするのですが，それでも明るく対応してくれたのが印象的でした．精神的な強さというか．人間強くなれるというか． ●●●

図 2-20　教材事例：グループ編成（できあがり，クリップと輪ゴムは省略して示す）

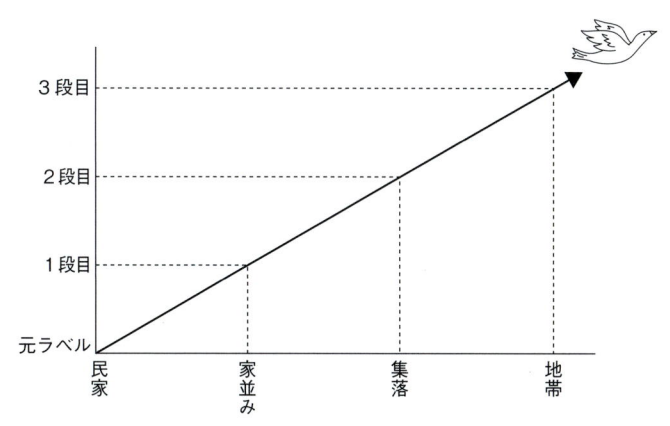

図 2-21　意味の鳥瞰図理論モデル

3段目が●である．20枚あったラベルも最終的に集約されて6枚となり，図 2-20 のようになった．

C グループ編成とラベルの抽象度──意味の鳥瞰図理論モデル

　基本要領において，グループ編成の段階があがるにつれてラベル集めはよりなんとなくという感覚が強くなる．そのため，表札づくりは抽象度を高めつつ具体性を加味しなければならない．この過程を説明したのが図 2-21 で，意味の鳥瞰図理論モデルとよんでいる．

　鳥の目になって上空から眺めるイメージでこの名称をつけた．鳥でなくとも，飛行機に乗って眼下を見渡しているときのことを想像してもよい．

　このとき，元ラベルが「民家」の一軒一軒であるとしよう．離陸してまもなくは民家一軒一軒が景観としてはっきりとみえるだろうが，次第に個々の民家は「家並み」とし

Step 5 グループ編成

て絵柄が変化してみえるようになる．もちろん，民家の一軒一軒に注意を向けることもできるが，とくに意識しなければ，みえてくるのは家並みである．この高度が，1段目のグループ編成のレベルと考えるとよい．そして高度が徐々にあがってくると，家並みを含めた「集落」としてみえるように変化するだろう．この高度が，グループ編成の2段目となる．さらに高度があがると，集落を包括する「地帯」といった姿におのずと絵柄が変化する．グループ編成の3段目の高度である．

このように，グループ編成の段階ごとにラベルを眺める(読む)高度をあげていくことで，おのずとラベルが集まり，表札が決まる．「民家」→「家並み」→「集落」→「地帯」を連続的に内包しながら変化するさまは，表札の抽象度を高めつつ具体性を加味していく過程そのものである．グループ編成で段階をあげていく際の考え方として参考にしてほしい．

D 類似したラベルがない感覚──意味のレンズ理論モデル

慣れないうちは多くの人が，2段目のラベル集めを始めたときに，まったく類似したものがないという悲壮感に襲われる．1段目のラベルの集め方が悪かったのではないか，あるいは表札が間違っているのではないかと勘ぐってしまい，作業が進まなくなることもある．このような体験は2段目から3段目，3段目から4段目と段階を移るたびに起こるが，実はそれが正しいのである．

このように感じてしまうのはなぜだろうか．ラベル集めでは，まず3～4回ラベルの内容をうなずきながら読み，「場の全体感」を身体のなかに醸成することが重要だと述べた．この「場の全体感」をある種のレンズとして考えると，この疑問に説明がつく．

1段目のラベル集めで，わたしたちの頭のなかには，一定の焦点距離をもったレンズ(意味のレンズ)ができあがる．このレンズは，1段目の終了と同時に自動的にはずれるわけではなく，2段目の作業に入る際にも残ってしまう．結果として，1段目のレンズをもったまま2段目のラベルに向き合うことになるが，1段目のレンズでは似たものがみえてこなくなったからこそ2段目の作業に入っているのであり，そこで似たものがないように感じるのは当然である．

そのため，2段目に入ってからも改めて3～4回ラベルを読み進むことで，1段目のレンズをはずし，2段目の焦点距離をもった意味のレンズを形成する必要がある．2段目のレンズが形成されれば，おのずとラベルは集まってくるようになる．このように，段階ごとの焦点距離をもった意味のレンズを形成しながらグループ編成の段階をあげていく考え方を，意味のレンズ理論モデルとよんでいる．カメラと同様に，意味のレンズにもピント合わせが必要なのである．

Step 6　見取図の作成

A　基本要領

　　グループ編成が終わって5～7個のグループになったら，それらの関係を構造化した図解を作成する．図解を作成する作業のうち，関係を探って決めるまでの作業を「空間配置」，実際に紙を使って図解を完成させる作業を「図解化」とよんでいる．

　　空間配置では，関係記号とよばれる独自の記号を用いて，ラベルどうしの関係性を視覚的に構造化する．さらに，関係記号に添え言葉とよばれる接続詞的な説明を付け加え，関係性をより明確にする．よく使う関係記号と添え言葉を**表 2-4** に示す．

　　図解には見取図と本図解の2種類あるが，まずは集約されたラベルのみで構造化した見取図を作成する．作業要領は次のようになる．

(1) 集約されたラベルの束の1枚目に書かれた内容を新しいラベルに転記する

　　ラベルの束の厚みや，表札の色文字は一様ではない．また，元ラベルが最後まで残ることもある．グループ編成を終えたままの状態では，束の厚いグループのほうが重要そうにみえるなど，思考に偏りが生じやすい．すべての重要度を等しく受け止めるため，別のラベルに黒一色で転記する．なお，残ったラベルの束は本図解で使うので保存しておく．

(2) 転記したラベルを目の前に読みやすいように並べ，相互関係を探る

　　何回かラベルを読みながら，ラベルどうしの関係を探す．このとき，ラベルを自由に動かしてよい．つねに全体（全ラベル）を意識しながら，次の3点に配慮する．
・できるだけ多くのものが関係する組み合わせを探す
・できるだけ短距離に関係が表示できる位置を探す
・できるだけ関係が交差しない位置を探す

(3) 関係がありそうなラベルの配置を決め，間にメモ用紙をおく

　　全体の配置のバランスがよくなるまで，ラベルとメモ用紙は自由に動かしてよい．ただし，探り当てた関係を見失わないよう注意する．メモ用紙のかわりに，付箋紙の糊を内側にして折ったものを使っても便利である．

(4) メモ用紙に関係記号と添え言葉を記入する

　　表 2-4 で示した関係記号と添え言葉を利用し，ラベルどうしの関係を確定させる．記入するときは，関係記号の表示→添え言葉の記入の順で行う．逆にしないほうが，より関係を明確につかめる．メモ用紙がおかれた箇所すべてに同様の作業を行うが，関係がうまく見出せない場合は，(2)に戻って改めて納得いく配置を探すとよい．

Step 6 見取図の作成

表 2-4 関係記号と添え言葉

記号	説明
線でつなぐ記号	関係の意味を特定することはできないが，なんらかの関係があることを示す．とくに強い関係があるところに限定するとよい．なお，見取図では必ず関係を特定する必要があるので，この記号は使わない． （添え言葉の例：それに関係し，それに関連し，つながって，結びついて）
矢印の記号	原因結果の関係(因果関係)，ものごとが起こる生起の順，流れの表示，ものごとを行う手順・順番などを示す． （添え言葉の例：その結果，それゆえに，そのために，そして，次に）
2本の相互の向きの矢印の記号	2つのラベルの間で，相互に原因となり結果となる関係を示す．たとえば，Aが原因でBが生じ，そしてBが原因となってますますAが助長されるような関係に用いる． （添え言葉の例：そして，ますます，さらにまた，そのために）
1本の両矢印の記号	相補関係，相互補強関係，もちつもたれつの関係，車の両輪のような関係，同時並行的に起きている関係などを示す．たとえば，ラベルのAとBがパートナーシップをとってものごとが起こっている状況で用いる． （添え言葉の例：相俟って）
矢印のサイクルの記号	善循環あるいは悪循環の循環関係を示す．相互に原因となり結果となる関係とは異なり，循環関係は円を描いて回るイメージのときに用いる． （添え言葉の例：そしてますます，善循環サイクルをなし，悪循環サイクルをなし）
横に倒したY字をつなげた記号	反対，対立，矛盾，逆の関係などを示す． （添え言葉の例：しかし，反面，逆に，一方）
波及の記号	波紋が周囲に広がるようなイメージで影響を与える関係を示す．たとえば，ラベルのAが直接的に波及して影響しBの状況を促進するような場合に用いる． （添え言葉の例：波及し，影響し）
浸透する記号	霧が時間をかけてじわじわと影響を与えていくイメージの関係を示す．波及の記号はストレートかつ短期間に影響する場合だが，浸透は時間をかけてじわじわと影響する点で使い分ける． （添え言葉の例：浸透し，じわじわと影響し）
支える記号	手でものを支える形を記号化したもので，下のものが上のものを支えたり，上のものが下のものを基盤としたりする関係を示す． （添え言葉の例：立脚し，基盤に）
三角形を向き合わせた記号	両サイドが対称をなす関係を示す．対になる場合や本質的に共通する場合のどちらも包括するため，意味合いの違いは添え言葉で区別する． （添え言葉の例：両面で，両面から，通底し，共通し）
回転する矢印の記号	矢印を回転させることで，時系列に沿って意味内容が反転・変化する関係を示す． （添え言葉の例：しかしその後，その後反転し，その後変化し）

(5) ラベルのそばにメモ用紙をおき，シンボルマークを記入する

　すべてのメモ用紙に関係記号と添え言葉が記入できたら，ラベルのそばにメモ用紙をおき，シンボルマークを記入する．シンボルマークとは，各ラベルの内容のエッセンスを凝縮した表現である．5〜10文字程度で，ラベル内容のキーワードを抜き出したり，新たに象徴的な表現を用いたりする．ここまでの作業が，見取図の作成における空間配置である．

(6) A4用紙に図解を作成する

　空間配置が終わったら，A4サイズの用紙を使って図解化する．用紙にラベルを貼り，関係記号と添え言葉，シンボルマークを書き込む．

(7) 研究テーマと注記を記入する

　研究テーマは見取図全体の見出しとなるので，わかりやすい位置に掲げる．なお，記入する注記は，作成日・作成場所・情報源・作成者名の4項目である．情報源とは，データの出所のことである．インタビューの場合は，だれがどのような対象から取材したかがわかるようにし，文献や資料の場合はその内容を記入する．この注記がないと，後日図解を信用して使うことができないので，忘れないように記入する．

(8) 結論文を記入する

　図解ができあがったら，用紙の空いている空間に結論文を記入する．結論文は，シンボルマークに関係記号の添え言葉を加えてストーリー化し，浮かび上がった全体像（全体構造）を解説する．400字程度が目安となる．結論文は，第三者が見取図の全体像を把握するための重要な手がかりとなる．

　なお，シンボルマークを表現する場合，ともすると目次的な表現にしてしまう人が多い．例えば，「看護師の役割」や「患者の思い」といった事柄を明示するスタイルである．しかし，これでは中味がわからない．「看護師の役割」のエッセンスとなる内容，「患者の思い」の姿を象徴している内容を，シンボルマークとして表現することが必要となる．

　ここで推奨したいのは，一言で表現するのではなく，「事柄：エッセンス」の二重構造でシンボルマークを表現するスタイルである．たとえば，「看護師の役割：患者の心に寄り添う生活支援」「患者の思い：自分より残される家族が心配」といった表現である．

　ここまでが見取図の作成の基本要領である．グループ編成が山登りの忍耐と集中力を要するコツコツと積み上げる作業だとしたら，見取図は頂上から眼下に広がる素晴らしいパノラマ景観を眺める作業となる．頂上にたどり着き，霧が次第に晴れてこのパノラマ景観の全体像が瞬時にあらわれたときの喜び，爽快感を味わってほしい．

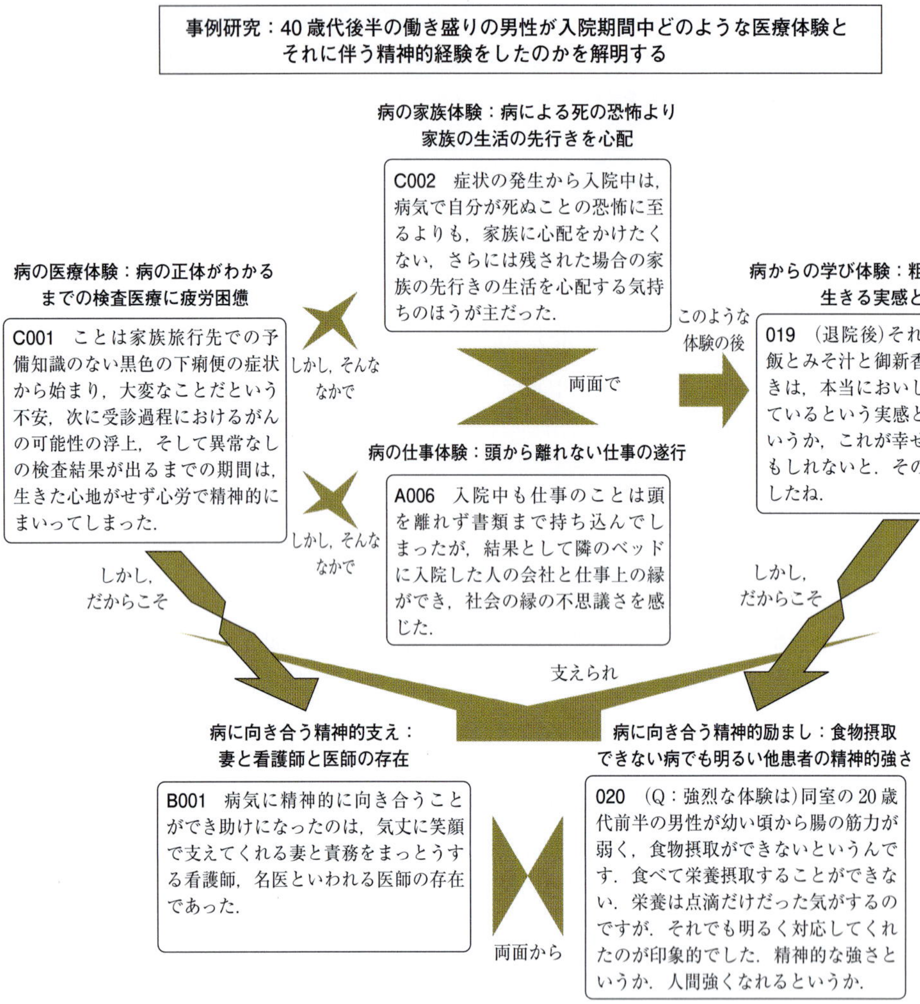

Step 6 見取図の作成

事例研究：40歳代後半の働き盛りの男性が入院期間中どのような医療体験と
それに伴う精神的経験をしたのかを解明する

**病の家族体験：病による死の恐怖より
家族の生活の先行きを心配**

C002　症状の発生から入院中は，病気で自分が死ぬことの恐怖に至るよりも，家族に心配をかけたくない，さらには残された場合の家族の先行きの生活を心配する気持ちのほうが主だった．

**病の医療体験：病の正体がわかる
までの検査医療に疲労困憊**

C001　ことは家族旅行先での予備知識のない黒色の下痢便の症状から始まり，大変なことだという不安，次に受診過程におけるがんの可能性の浮上，そして異常なしの検査結果が出るまでの期間は，生きた心地がせず心労で精神的にまいってしまった．

しかし，そんななかで

両面で

このような体験の後

**病からの学び体験：粗食のおいしさに
生きる実感と幸せ感**

019　（退院後）それから，家でご飯とみそ汁と御新香で食事したときは，本当においしかった．生きているという実感というかなんというか，これが幸せというものかもしれないと，そのときは感じましたね．

病の仕事体験：頭から離れない仕事の遂行

A006　入院中も仕事のことは頭を離れず書類まで持ち込んでしまったが，結果として隣のベッドに入院した人の会社と仕事上の縁ができ，社会の縁の不思議さを感じた．

しかし，そんななかで

しかし，だからこそ

しかし，だからこそ

支えられ

**病に向き合う精神的支え：
妻と看護師と医師の存在**

B001　病気に精神的に向き合うことができ助けになったのは，気丈に笑顔で支えてくれる妻と責務をまっとうする看護師，名医といわれる医師の存在であった．

**病に向き合う精神的励まし：食物摂取
できない病でも明るい他患者の精神的強さ**

020　（Q：強烈な体験は）同室の20歳代前半の男性が幼い頃から腸の筋力が弱く，食物摂取ができないというんです．食べて栄養摂取することができない．栄養は点滴だけだった気がするのですが，それでも明るく対応してくれたのが印象的でした．精神的な強さというか，人間強くなれるというか．

両面から

結論
　A氏は「病の医療体験」として，「病の正体がわかるまでの検査医療に疲労困憊」している．しかしそんななかで，「病による死の恐怖より家族の生活の先行きを心配」するという「病の家族体験」をしている．もう1つの側面は「病の仕事体験」で，「頭から離れない仕事の遂行」だったとする．
　このような体験の後，退院後になるが，「粗食のおいしさに生きる実感と幸せ感」をもつという「病からの学び体験」をしている．
　このような体験を支えた「病に向き合う精神的支え」は，「妻と看護師と医師の存在」であったという．加えてもう1つの側面として，「食物摂取ができない病でも明るい他患者の精神的強さ」が，「病に向き合う精神的励まし」となったとしている．
　すなわち，この事例から浮かびあがってきた入院期間中の医療体験とそれに伴う精神的経験は，「病に向き合う精神的支えのもと，医療・家族・仕事の心労を経て生きる実感・幸せ感の学びに至る」という論理構造をもつといえよう．

(1) 2011年8月16日
(2) 情報工房
(3) A氏から面接取材，逐語録からラベル化し，教材用として20枚を精選
(4) 山浦晴男

図 2-22　教材事例：見取図

B 教材事例

　　教材事例の見取図が図 2-22 である．この空間配置を探すのに，最初はまったく見当がつかず，1時間ほどかかった．また，適切なシンボルマークを探すのにも1時間以上はかかっている．シンボルマークは何回も代案をメモ用紙に書き込みながら，より適切なものを探し，最終的には結論文をつづる作業とも並行して修正を行った．このように，全体が直感的に理解できる構造が見つかるまであきらめない姿勢が大事である．

　　初心者はどうしてもそれまでのグループ編成の集め方や表札が悪いのではないかと疑ってしまい，空間配置に時間をかけないケースが多い．多少グループ編成の出来栄えが甘くても，必ずそれなりの適切な配置が存在する．得心がいくまで動かし，配置やシンボルマークを推敲するとよい．

C もう1つの空間配置の方法

　　基本要領の(3)〜(4)では，ラベル全体を動かしながら関係を探る方法を紹介したが，1対の組み合わせから順にスタートしていくやり方もある．とくに，グループ研究など複数人で空間配置を検討するような場合に有効な方法である．

　　この手順を示したのが図 2-23 である．ここでは5枚のラベルを想定して説明する．

（ⅰ）互いにもっとも関係の強そうなラベルを2枚取り出す

　　5枚のラベルのなかから，互いにもっとも関係の強そうな2枚のラベルを取り出す（AとBとする）．この関係は二者の関係を見つけるだけなので迷うことはない．上下か左右のいずれかに配置する．

（ⅱ）AとBのラベルの間にメモ用紙をおき，関係記号と添え言葉を記入する

　　2枚のラベルの関係を決め，記入を終えたらA→添え言葉→Bと読み進める．論理的にうなずけるかを確認し，納得できれば，この二者の配置と関係は仮確定となる．新たなラベルが加わることで全体の関係が一変する可能性があるため，まだこの段階で確定とはならない．

（ⅲ）AとBのラベルにもっとも関係の強そうなラベルを取り出す

　　残った3枚のラベルのなかから，AとBのラベルに強い関係がありそうなラベルを1枚選び出し，位置づける（Cとする）．配置は，Aに関係，Bに関係，AとBに関係の3通りなので，さして悩むことはない．ここではAとBに関係する位置においた．

（ⅳ）関係あるラベル間にメモ用紙をおき，関係記号と添え言葉を記入する．

　　記入を終え，納得できれば仮確定である．

Step 6 見取図の作成

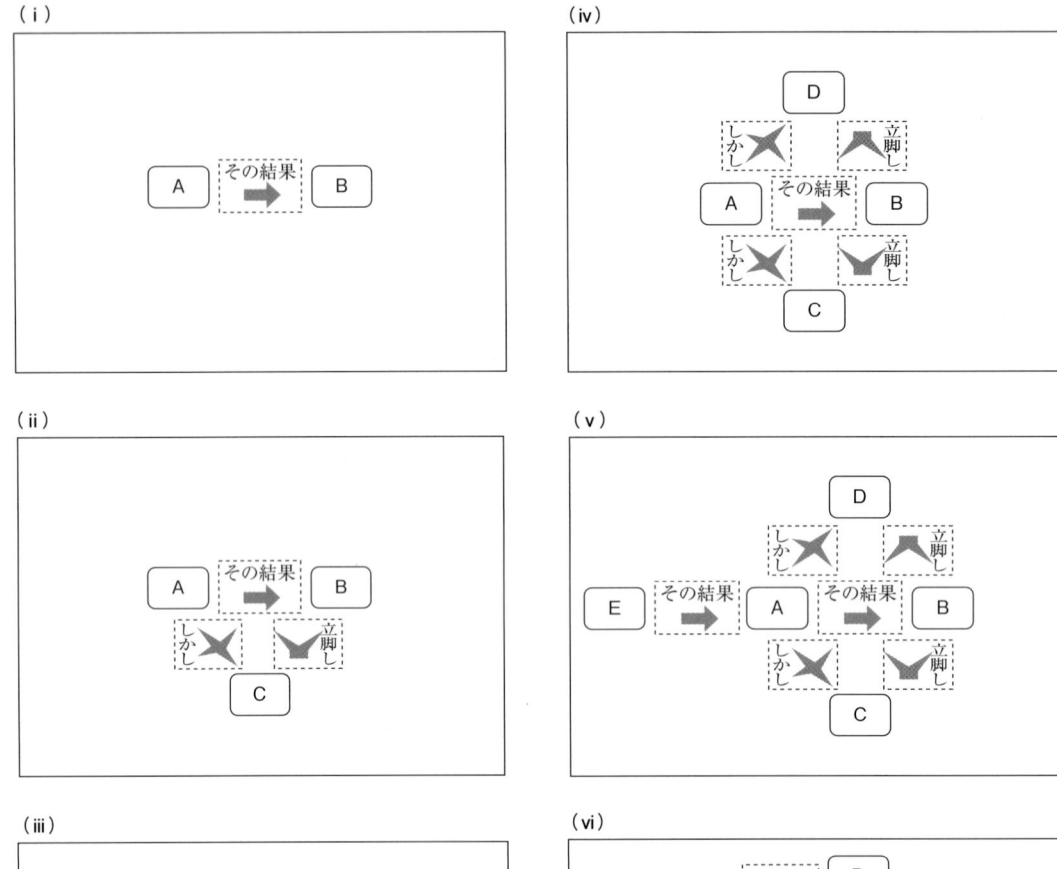

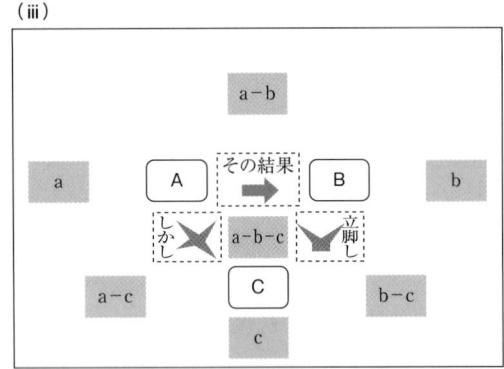

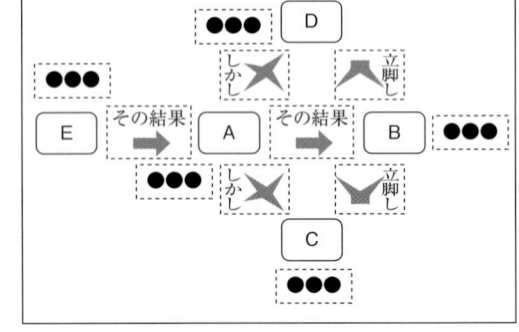

図 2-23　1対のラベルから始める空間配置の方法

　(v) 同様に5枚目のラベルまで繰り返す

　4枚目以降のラベルを取り出すときも要領は同じである．ABCの3枚のラベルに強い関係がありそうなラベルを選びだし，位置づける（Dとする）．図 2-23（iii）で示したように，ラベルDの配置は，Aに関係があればaに，Bに関係があればbに，Cに関係があればcに位置する．また，AとBに関係があるならa-bに，AとCに関係があればa-cに，BとCに関係があればb-cに，ABCの三者に関係があればa-b-cに位置することとなる．

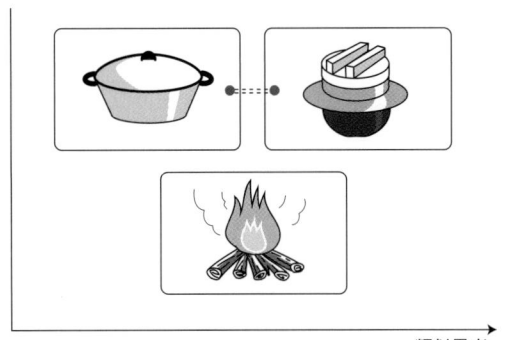

図 2-8　類似性の鍋釜理論モデル(再掲)　　　図 2-24　関係性の鍋釜理論モデル

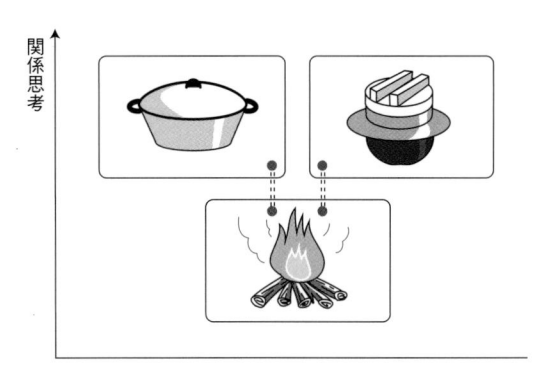

(vi) ラベルのそばにメモ用紙をおき，シンボルマークを記入する

　すべての配置が確定したところで記入する．図の「●●●」の部分にあたる．これ以降の作業は，基本要領の(5)と同様である．

　順に 1 枚ずつラベルを配置していくと，入る位置の可能性は枚数を追うごとに増えていく．4 枚目のDが入る位置は先述のように 7 通り〔図 2-23(iii)〕になり，適切な位置を探すにはやや複雑で迷いが出る．しかし，この程度ならわたしたちが生まれもつ直観によって，なんとか決めることができる．

　さらに 5 枚目のラベルとなると，Eが入る可能性のある位置は 7 か所どころではなく，格段に増えてしまう．いきおい複雑度も増し，迷いも強くなる．ラベルの数が 6 枚，7 枚と増えれば，さらに可能性は膨大なものになる．

　実際のところ，わたしたちの直観能力を的確にはたらかせるためには，数枚以内のラベルが限界であるといえる．経験的には，どんなに多くても 7 枚以内でなければ難しい．グループ編成でどんなに多くても 7 個以内までに集約すると指摘した理由はここにある．逆にいえば，元ラベルの数が 100 枚でも 1,000 枚であったとしても，直観に関係を探ることのできる数に集約することがグループ編成の意義であるといえるだろう．

D　関係思考への転換——鍋釜理論モデルふたたび

　Step3「ラベル集め」では，ラベルの類似性に着目すると説明したが，グループ編成を終えた後では 180 度思考を切り替え，関係性に着目することとなる．この切り替えは非常に重要である．ここで，ラベル集めの説明に出てきた鍋釜理論モデルを思い出してほしい．「鍋」「釜」「燃える薪」という 3 つの絵を，それぞれラベルに見立てた理論モデルである．ラベル集めでは，「鍋」と「釜」どうしが「燃える薪」よりも類似性が高い，といった「類似思考」をはたらかせることが必要であった(図 2-8)．

　しかし，今度は「関係思考」で鍋釜理論モデルを見直してみると，「燃える薪」と「鍋」，「燃える薪」と「釜」の間にそれぞれ論理的な関係がみてとれる(図 2-24)．たとえば，

薪を燃やして鍋でみそ汁を煮る，薪を燃やして釜でご飯を炊く，といった関係性である．このように，ラベル間の論理的な関係性を浮上させることが空間配置のポイントであり，別ないい方をすれば，数個のラベル群に内在する論理を浮上させる作業ということになる．

とはいえ，わたしたちがすでにもっている論理でラベル群を組み立ててしまっては，作業者自身の「自我像」を描くことになってしまう．あくまで「対象の実像」を浮上させることを意識し，ひとりよがりな論理をつくらないように注意したい．グループ編成から空間配置を定める作業に移るときには，関係性の鍋釜理論モデルをイメージして，類似思考からの姿勢転換をはかるとよいだろう．

E 意味の分節化による空間配置――意味の手理論モデルふたたび

空間配置でラベルどうしの関係を探る際，意味の手理論モデルによる検討も有効である．意味の手理論モデルは，Step3「ラベル集め」で説明したが，ラベルの一文を最小限の意味のレベルで分節化し，細切れのデータから語と語を結ぶ「意味の手」を探る考え方である．

空間配置において，この理論モデルは関係性を探るためのヒントとして位置づけることができるだろう．ラベル集めの段階ではラベル数が多いため「意味の手」の組み合わせが膨大になるという問題もあったが，空間配置では5～7個と扱う数も少なく，細かく分析しながら関係を探すことも難しくない．とはいえ，一文がうったえる全体感（04理論でいう0番）をもとに関係を探し出すことが基本であることに変わりない．

たとえば，ラベルのなかに「わたし」というデータがあれば，「あなた」といったデータに関連する可能性があり，もし他のラベルからそういった「意味の手」がのびていれば，そのラベルとの関係性を検討する．このような要領で関係を探るとともに，どのような関係記号で成り立つのかもあわせて検討するとよい．

F ラベルを動かすことの意義――ルービックキューブ理論モデル

空間配置を探る作業は，立体パズルのルービックキューブに通じるところがある．すなわち，バラバラな色の構成からクルクルと立方体をさまざまな面に動かし，一面ずつ色をそろえていくイメージでラベルどうしの関係性を見出すのである．

研修会などでは，空間配置はラベルをさまざまな位置に気軽に動かし，多様な関係性にあたってみることが大事だと説明している．しかし，実際にはラベルをよく動かす人は少なく，自分の頭のなかで関係づけようとしている姿を目にすることのほうが多い．ラベルをクルクルと動かし，さまざまな可能性を探るなかで，必然的にどのラベルに対しても納得できる位置を探しあてることができるのである．

ルービックキューブ理論モデルといってしまうと大げさかもしれないが，さまざまな位置に動かすという意味では共通している．ルービックキューブと同じくらい，気軽にラベルを動かすとよい．

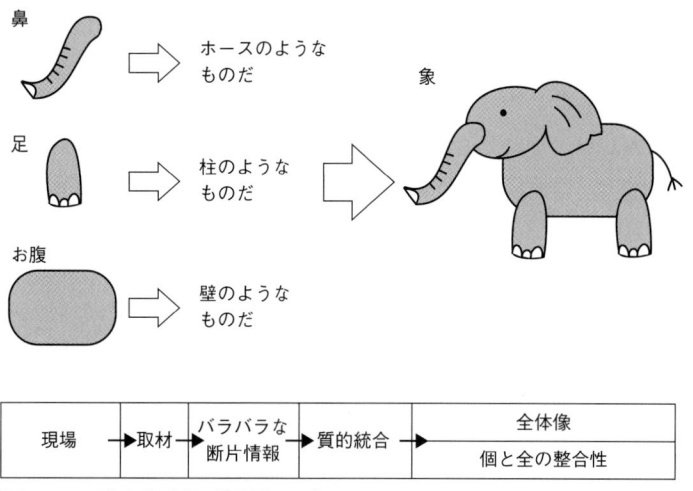

図 2-25　群盲象を撫ず理論モデル

G　空間配置で浮上する新たな意味──群盲象を撫ず理論モデル

　　ラベルに書かれている内容は，だれが読んでも文字どおり共通に理解できるはずである．ところが，ラベルが適切な位置に配置され，納得のいく空間配置が浮上すると，今度はラベルには記述されていない新たな意味が重なってみえてくるようになる．

　　なぜこのようなことが起こるのだろうか．その理由を説明したのが，群盲象を撫ず理論モデルである（図 2-25）．仏典のなかに，「群盲象を撫ず」という故事がある．盲目の人間たちが手探りで象にふれ，鼻をさわって「これはホースのようなものだ」，足をさわって「柱のようなものだ」，お腹をさわって「壁のようなものだ」とお互いにいい張ったという故事に基づくもので，凡庸な者にはことの大局・本質がみえないことを意味する．

　　現場から切り取られるデータは，こうした「ホースのようなものだ」といった断片情報である．このような断片情報が仮に集約された数個のラベルだと仮定しよう．ラベルを動かしながらそれぞれを適切に位置づけることができれば，「象」という全体像が浮かび上がることになる．すると，「ホースのようなものだ」という断片情報からは，「鼻である」という隠れた意味があらわれる．すなわち，断片情報に記述された日本語の意味に重なって，新たな意味がみえてくるのである．

　　この理論モデルは，バラバラなデータから論理的に整合性をもった全体像をどうやって浮上させるか，という問題を解き明かすためのヒントとなる．なぜなら「象」という全体像は，バラバラな断片情報から浮かび上がってきた実態そのものだからだ．いわば「個と全」の関係を解き明かすためのカギであり，質的統合法においてきわめて重要な考え方といえるだろう．

Step 6　見取図の作成

H　空間配置とラベルの相互関係

　　空間配置で重要なことは,「ラベルは互いに他との関係において存在する」ということである.あるラベルに記述された意味は,他のラベルに記述された意味との関係において成立する.ゆえに空間配置では,各ラベルが互いにどのような意味のなかで影響を及ぼし合っているかを「データに聴く」姿勢が必要である.

　　別の角度から考えてみると「ラベルは相互に互いの位置を教え合っている」ということができる.図2-22の見取図からもわかるように,それぞれのラベルの意味は他のラベルの意味との関係において成立しており,まったく関係のないラベルというものはない.対照的な関係であったり,よって立つ根拠となったりといった関係性が全体をめぐっている.もっとも,配置が見つかってから振り返ればいかにもわかりやすいが,実際には関係性を「データに聴く」のは容易ではなく,試行錯誤の連続でもある.多様な関係の可能性にあたりながら探すことで,ラベルは見事な小宇宙を体現する.

I　シンボルマークの考え方

　　空間配置の最後の決め手は,シンボルマークの表現にある.いかに内容のエッセンスが象徴的に集約した表現になっているかが問われる.相手をうならせ,得心させる「殺し文句」といってもよい.それはラベルの記述と不可分であり,同時に象徴的に飛び上がっている必要がある.

　　基本要領のところでも説明したように,シンボルマークは一言での表現する方式よりも,「事柄:エッセンス」の二重構造の方式にするとよい.事柄とは,全体像におけるラベルの位置づけのことであり,それによって逆に全体像が何なのかを示す機能をもっている.群盲象を撫ず理論モデルでいうなら,こちらは「足」や「鼻」といった位置づけを意味し,それによって「象」という全体像を示すことになる.そしてエッセンスとは,「筒のようなもの」「ホースのようなもの」といった固有性の姿を示す表現となる.

　　二重構造のシンボルマークは,「象」という小宇宙を映し出すだけでなく,固有性・独自性をも伴ったさらに小さい小宇宙をも映し出す.ゆえに,シンボルマークを読んだ後,ラベルの記述を読んでさらなる具体性を確認することで,その小宇宙は手応えある実態として把握することができる.第三者にも図解を理解しやすくする試みとして,二重構造のシンボルマークが果たす役割は大きい.

Step 7　本図解の作成

A　基本要領

　　見取図が作成できたら，それを基本設計図に元ラベルまで展開し，本図解を作成する．本図解は，取材した素材レベルまでを一覧でき，全体像に至る内部構造が詳細に理解できる．データからいかにして全体構造に至ったかというプロセスが第三者にも追認・検証可能となることで，質的研究法の科学的手続きを保証する意味もある．
　　作業要領は次のようになる．

(1) 見取図を横におき，隣に模造紙を広げる
　　図解化の際にサインペンなどを使うので，新聞紙などを敷くとよい．

(2) ラベルの束を使って見取図の配置を模造紙上に再現する
　　見取図の作成で残してあったラベルの束を取り出して，見取図のラベルとまったく同じように模造紙にラベルの束を配置する〔図 2-26（ⅰ）〕．

(3) ラベルの中味を広げ，展開する
　　それぞれの段階で使った輪ゴムやクリップをはずして展開する．展開するときは，グループ編成の段階を逆順にたどっていく〔図 2-26（ⅱ）～（ⅳ）〕．原則としては，一か所の束をいっぺんに元ラベルの段階まで展開する方法はとらない．展開にあたっては，表札の傘下にラベルを位置づけることで，所属関係がわかりやすくなる．

(4) ラベルの所属関係を鉛筆で輪取りする
　　すべての表札とラベルの配置がきまったら，所属関係がわかるように鉛筆で輪取りの下書きをする〔図 2-26（ⅴ）〕．輪取りが何重にもなると，グループどうしの間隔が狭すぎるといった問題も明らかになってくるので，配置は適宜調整する．

　　ここまでが本図解の空間配置である．くれぐれもグループ編成で組み合わせた所属関係を間違えないようにすることが大切である．とくに「一匹狼」の印は，展開したときに所属関係を区別するための道具となる（たとえば，ラベルの右下隅に赤い点があれば赤い表札の傘下には入らない）．グループ編成の段階で印を入れ忘れると，所属関係を見失うおそれがあるので注意したい．
　　また，展開したラベルは機械的に配置するのではなく，グループ内・グループ間の関係にも配慮するのが理想である．ただし，初心者の段階では難しいのであまり無理はせず，とにかく所属関係を間違えないよう心がけておくとよい．
　　つづいて，本図解の図解化である．

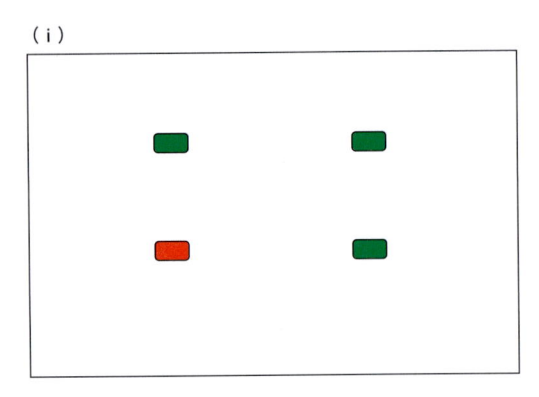

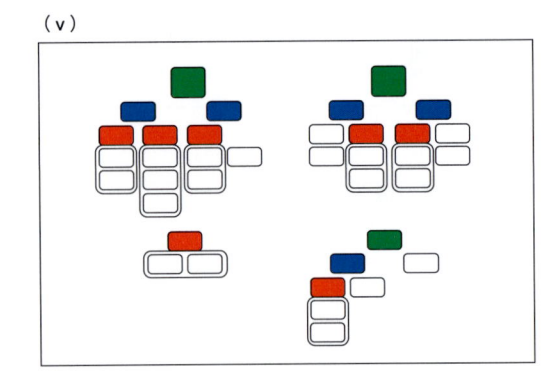

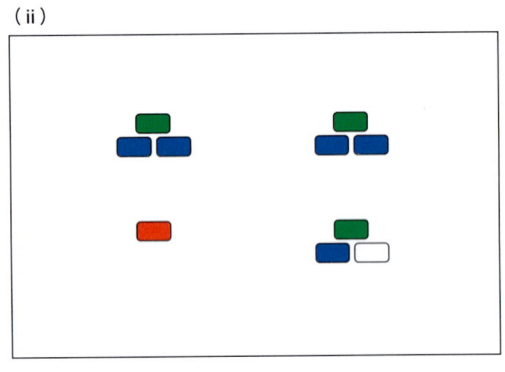

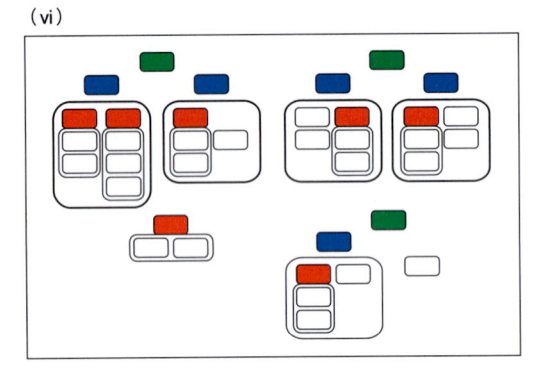

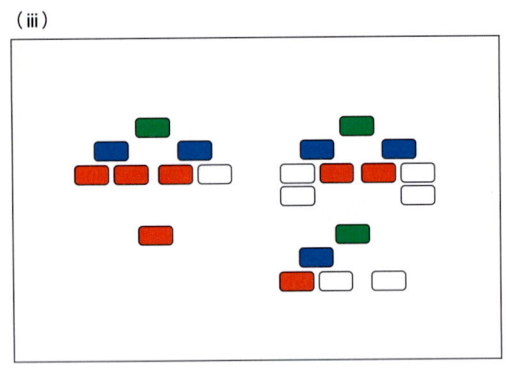

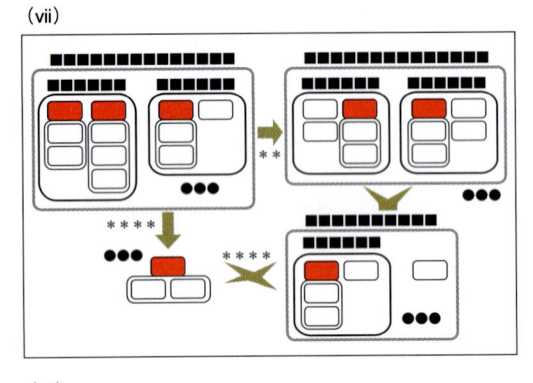

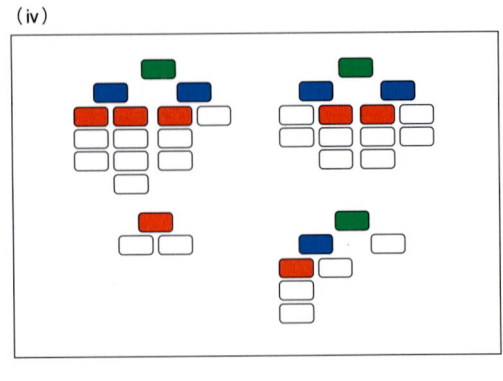

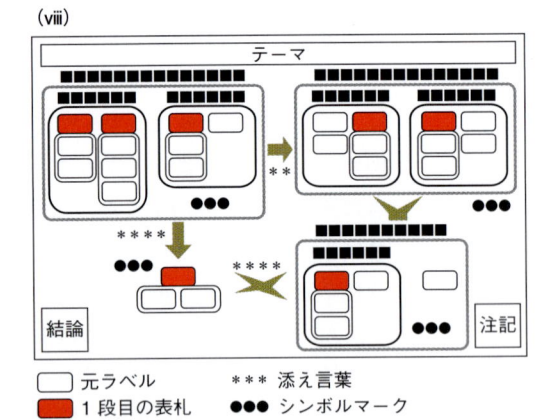

Step 7 本図解の作成

図2-26 本図解の作成手順

68　第2章　質的統合法によるデータ統合の進め方

(5) バランスの確認

　もう一度模造紙全体の枠のなかでの配置のバランスを確認する．輪取りが重なって間隔が狭くなっていないか，改めて調整する．また，テーマを記入するための空間をあらかじめ設けておく(原則としては上端となるが，左右のあいた空間でもよい)．

(6) 元ラベルと1段目の表札を貼る

　元ラベルと1段目の表札(赤文字)を模造紙に貼る．シール式のラベルを使うと，この作業が楽になる．

(7) 1段目に対応する輪取りをつくる

　サインペンなどを使って，(4)で下書きした輪取りをなぞる．段階があがるにつれて線を太くするとみやすくなる．この線が地図上の等高線のようにみえることから，模造紙全体を海にたとえて，輪取りでできたブロックを「島」とよんでいる．

(8) 2段目以降の表札の内容を転記し，輪取りをつくる

　2段目(青文字)以降の表札は，ラベルを貼らずに直接書き込む〔図2-26(vi)〕．このとき，段階ごとに文字のサイズを大きくしていくと，図解全体がみやすくなる．文字の色を工夫してもよい．ただし，「一匹狼」については原則としてラベルを貼る方式をとる．輪取りの太さや色も工夫し，美的センスに配慮するとよい．

(9) 関係記号・添え言葉・シンボルマークを記入する

　表札の記入と輪取りを終えたら，見取図をもとに関係記号・添え言葉・シンボルマークを記入する〔図2-26(vii)〕．ここでも文字のサイズや色などに配慮する．見取図は，本図解におけるいちばん大きな島どうしを図解化したものであり，関係記号や添え言葉も大きな島どうしの関係に限られている．しかし，小さな島やラベルの間でとくに強い関係や意味が見つかった場合には，関係記号と添え言葉を記入する．

(10) 研究テーマと注記を記入する

　見取図のときと同じ要領で記入する〔図2-26(viii)〕．注記は作成日・作成場所・情報源・作成者名の4項目である．

(11) 結論文を記入する

　最後に見取図の結論文を本図解にも記入する〔図2-26(viii)〕．第三者が全体像を把握するための手がかりになると同時に，内部構造の理解を導く役割も果たす．

B 教材事例

　教材事例の本図解が図2-27である．元ラベルすべてが1枚の図に収まっているので，これを全容図とよぶこともある．経験的に，1枚の模造紙に収まるラベルの枚数は45枚程度である．

Step 7　本図解の作成

事例研究：40歳代後半の働き盛りの男性の病気が入院期間中どのような医療体験とそれに伴う精神的経験をしたのかを解明する

病の医療体験：病の正体がわかるまでの検査医療に疲労困憊

C001 ことは家族旅行先での予備知識のない黒色の下痢便の症状から始まり、翌々日の国立病院で受診に受診過程におけるがんの可能性の浮上、そして異常結果が出るまでの期間は、生きた心地がしない心労で精神的にはまいってしまった。

B003 ことの始まりは家族旅行先で急にお腹の調子が変になり、トイレに駆け込んだら血便が出たこと、それも普通の色と違う黒色の下痢便が出たことで、大変なことが起こっているのではないかと心配になった。

A001 (Q：旅行先で) 子どもたちと遊んでいたら、急にお腹の調子が変になったんです。それでトイレに駆け込んだんですよ。汚いんですけれどもイカ墨のような真っ黒な便が出たんです。心配になってすぐ妻に話してみましたが、大変だよ、これは大変なんじゃないですか、本当にびっくりしました。

002 経営者が仕事に追い込まれて血便が出たというのは聞いたことがあるんです。でも真っ黒で、これは大変なんじゃないかと思っているんですけど……ものすごく不安という心配になりました。

病の医療体験：病による死の恐怖より家族の生活の先行きを心配

C002 症状の発生から入院中、病気で自分が死ぬことなく、さらには残された家族との恐怖の先行を心配する気持ちの方が生じた。

A008 症状発生の翌日はかかりつけの医院は休診で、翌々日に国立病院で受診したが待ち時間が午前中いっぱいかかり、生きた心地がしなかった。

006 その日はすぐ帰るといっても車で距離があったので、車で家に帰りました。そしてかかりつけの内科・胃腸科・小児科が専門だという医院にみてもらおうと思ったら、お盆で休みといっていうことで、ついていないというか起こっているんじゃないかとすごく不安な心配になりました。

007 翌々日の朝いちばんに車で国立病院を受診しました。でも、朝9時半に受け付けで診察が12時前になり、待っている間は生きた心地がしなかったですね。

003 (Q：そのとき奥さんにはすぐ話されたんですか) いいえ、まったく、子どもには話せませんでしたし、心配させたくなかったですからね。旅行も楽しみにしてきているのに……。

009 (Q：即入院といわれて……) 何を考えましたか 5%という数字が気がしています。それでも妻と子どもを残していくことで、うーん、子どもが頭をよぎったんです。心配なんかなくて、自分がどうこうよりも、それがまず心配になりました。

A003 入院中つねに心配していたことは、病気で自分が死ぬことの恐怖よりも、残された場合で妻や子どもがどうしたら生計を保っていらっしゃるかということでした。

018 自分が亡くなることは意外と怖いとは気がしています。それよりも妻と子どもに残していくこと、家族がやっていく、生命保険しても生命保険の掛け金を払い続けることになったらどうしようか、そんな心配ばかりしていました。

結論

A氏は病の医療体験として、「病の正体がわかるまでの検査医療に疲労困憊」している。しかし心配するのは死の恐怖よりも家族の生活の先行きを心配するという体験をしている。もう1つの側面は「病の仕事体験」で、頭から離れない仕事の遂行だったとする。退院後になるが、粗食のおいしさに生きる実感と幸せ感をもつという「病の学びからの体験」をしている。このような体験をもたらした入院期間中の医療、看護師と医師の存在は、「病に向き合う精神的な支えと、医療・家族・仕事の学び」であったとしている。加えて、もう1つ精神的に向き合う体験の強さが、「食物摂取ができないという他者と生きる実感、幸せ感の学びに至るという論理構造をもつ精神的助言」となったとしている。この事例の発生から死の恐怖が浮かびあがってきた入院期間の経験は、「病に向き合う精神的経験」であったとし、この精神的経験を経て生きる実感・幸せ感の学び、病に向き合うに至るという論理構造を経て明らかになったといえよう。

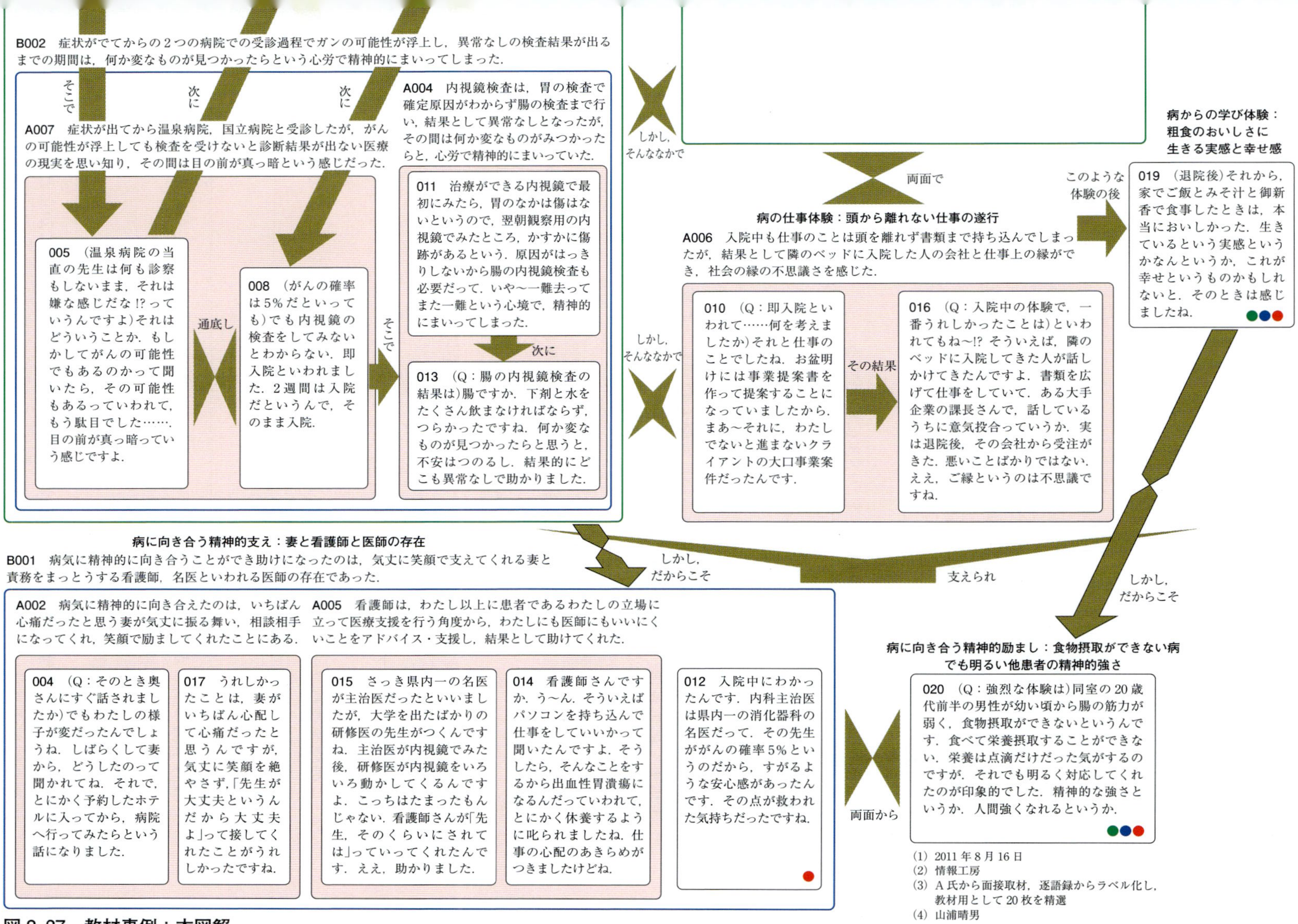

図 2-27 教材事例：本図解

Step 8　シンボルモデル図の作成

A　基本要領

　　必要に応じてシンボルモデル図を作成する．シンボルモデル図は，見取図のシンボルマークを表現の骨子にして関係構造を模式図化したものである．また，本図解のなかの部分に着目して模式図をつくることもできる．

　　用途としては，プレゼンテーション時に集約した結論を解説するときに用いたり，論理図式あるいは理論図式として活用することができる．

　　次のような要領で作成する．

(1)　見取図のなかのシンボルマークをラベルに転記する

(2)　見取図の構造に沿ってA4用紙にラベルを配置する

(3)　関係構造を模式図的に表現する
　　関係記号はできるだけ簡略化，あるいは省略しながら，直感的に理解できる図を描き出す．鉛筆を用いて下書きするとよい．

(4)　全体のエッセンスとなる文を記入する
　　全体をひとことで集約し表現する言葉を考え，ラベルに記入して模式図の適切な位置に入れる．

(5)　ラベルを用紙に貼り，鉛筆にそってサインペンで図を完成させる

(6)　必要に応じてテーマと結論文を記入する

　　この作業はパワーポイントなどのプレゼンテーション用ソフトを利用して行うほうが，模式図の構造を自由に変更・編集できるので作業がしやすい．

B　教材事例

　　教材事例のシンボルモデル図が図2-28である．太字で示した一文が全体のエッセンスで，いわば教材事例の論理を集約した表現である．

C　シンボルモデルの考え方

　　質的統合法の作業体験のない人が見取図や本図解をみたとき，どこからどうやって内容を把握すればよいのか戸惑うことが多い．シンボルモデル図は，見取図を初めて

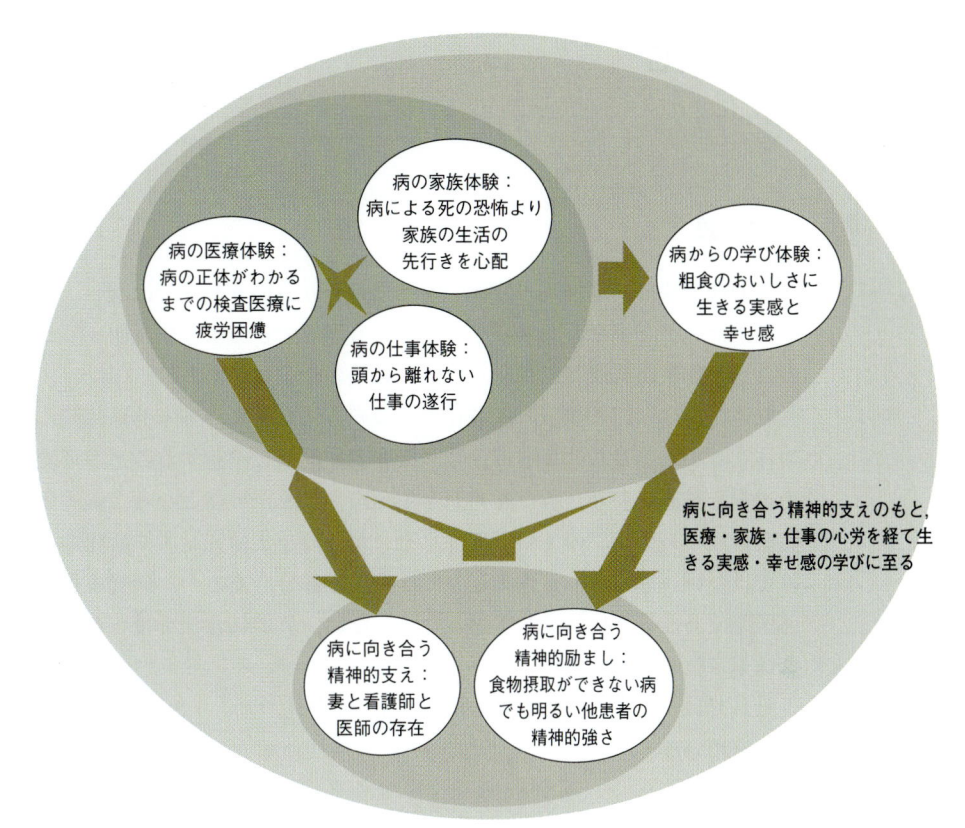

図 2-28　教材事例：シンボルモデル図

みる人でも直感的に内容が理解できるように，質的統合法で集約された内容の構造を模式図化したものである．とはいえ，ただ図をみてもらえれば理解できるということはほとんどない．そこで，シンボルモデル図をメインに説明するときは，研究テーマと結論文を加えることで相手の理解を促すように心がけたい．

これまでにも説明したように，空間配置を定めることはデータ群に内在する論理を浮上させることである．ゆえに，見取図の構造はそのまま論理の構造となる．この考え方を突き詰めると，見取図のエッセンスを表現したシンボルモデル図は，いわば論理をモデル化したものといえる．新たなモデルを構築するという視点で，よりわかりやすいシンボルモデル図ができるよう，ぜひ創意工夫を重ねてほしい．

Step 9 叙述化

A 基本要領

　　　　質的統合法は，本図解の作成ですべて終わりというわけではない．もっとも重要なのは，データを統合した結果を，他者にも理解できるように説明することである．このための作業が叙述化であり，いわば最後の仕上げである．

　　　叙述化には，口頭発表と文章化の2つの方法があり，基本的には読んで字のごとくの作業となる．これによって，共同研究者や同僚と議論することが可能になり，統合の過程を見直したり，新たな発想を生み出すことが可能となる．叙述化はあくまで質的統合法のステップの1つであり，それがそのまま研究発表や研究論文を意味するわけではない．もちろん，作業としては重なる部分もあるが，研究成果としてまとめる前段階であることに注意しておきたい．なお，質的統合法を使った研究の全体的な流れは第3章で説明する．

　　　それでは，まず口頭発表でのポイントを説明しよう．口頭発表では，原則として本図解を用いる．

- 図解を壁面に掲示して説明する

　　指示棒を使って示しながら図解を説明する．発表している箇所を示さずに説明すると，図解がまったく機能しないことになってしまうので注意．本図解のラベルのような細かい文字は，聞き手には読みにくいので，大きく書き出してあるシンボルマークをもとに全体構造を意識して説明するとよい．全体構造のどこを説明しているかをはっきりさせることは，聞き手の理解を促すうえで重要である．

- 結論文のストーリーにそって図解の詳細を説明する

　　オーソドックスなやり方である．もちろん，演出を考えてストーリーを組み立て直して説明することも試みる価値はある．

- できるだけ元ラベルすべてを読み上げて全体構造を説明する

　　発表時間の許す範囲でかまわない．本図解は階層構造になっているので，外側の階層から内側の元ラベルに向かって説明していく方法と，元ラベルから説明を始めていちばん外側の表札に向かう方法の2つのルートがある．通常は，両方を織り交ぜながらストーリーにしてつづりつつ，解説をする．なお，外から内へのルートは，説明が具体化していく根拠列挙方式になるので，説得型の発表に向いている．内から外へのルートは，説明が抽象化していく要約方式になるので，ラベル群と表札のずれを発見しやすい．

- 新たな発想や解釈を織り交ぜて説明してもよい

　図解内容を解説しながら得られたひらめきを，忘れないうちにその場で説明に加えてもよい．ただし，聞き手の混乱をまねく可能性があるので，新しい発想・解釈の比率は全体の説明の2～3割にとどめる．

　なお，解説にあたっては，元ラベルの内容も表札の内容もそのまま読み上げながら，かつストーリーとして流れるように説明する．元ラベルと表札の間での記述表現の重複が随所に発生するが，聴衆者にはそのほうがかえって理解しやすいといわれている．発表の最後に，結論文を読み上げて終了するとよい．

　文章化の要領も，口頭発表と基本的には同じである．大きく異なる点は，元ラベルや表札の記述表現の重複を省き，すっきりとストーリーを展開することである．また，技術的な問題として，次のような点に注意したい．

- 図解の解説と発想・解釈を読者が明確に峻別できるように記述する
- シンボルマークを小見出しとして利用する

　図解からの文書化は，論文執筆のための基礎となる．論文執筆でも，誌面の制限字数などにも配慮しながら，同じ要領で説明するとよい．論文執筆の流れについては，改めて第3章で説明する．

B 教材事例

　教材事例の一部を文章化したものを以下に示す．元ラベルが少ないので図解からの文章化は技術的にそれほど難しくないが，記述方法などを参考にしてほしい．

> ■病の家族体験：病による死の恐怖より家族の生活の先行きを心配
>
> 　この男性は，検査で病の正体がわかるまでの間に疲労感を抱き，生きた心地がせず精神的にまいっていた．しかし，そのようななかでの「病の家族体験」として，症状の発生から入院中は，病で自分が死ぬことの恐怖よりも，家族に心配をかけたくないという気持ち，さらには残された場合の家族の生活の先行きを心配する気持ちのほうが主だった．
>
> 　症状の発生時は，家族に次のような対応をしている．
>
> 　（Q：そのとき奥さんにすぐ話されましたか）いや，すぐには話せませんでしたよ．心配させたくなかったですからね．旅行で楽しみにしてきているのに……．（逐語録004）
>
> 　ここから，家族に心配をかけたくないという気持ちをうかがい知ることができる．そして即入院となってからは，

Step 9 叙述化

　　　　(Q：即入院といわれて……何を考えましたか)5％といってももしがんだったらどうしよう．う〜ん，子どもたちのことが頭をよぎりましたね．自分がいなくなったらどうしようと，それがまず心配になりました．（逐語録011）

　　　　自分が亡くなることは意外と怖いとは感じていなかった気がします．それよりも妻と子どもたちを残していくことが心配で，生命保険で家族がやっていけるか．ず〜と入院して生命保険の掛け金を払いつづけることになったらどうしよう．そんな心配ばかりしていました．（逐語録018）

　　というように，病で自分が死ぬことの恐怖よりも，もし家族が残された場合の先々の生活を強く心配している．

C 論理の抽出と文書化

　　見取図ができあがると，データ群に内在する論理が浮上し，実態をあらわす論理を明確に掌握できる．しかし，それはあくまで構造的な把握であり，第三者の理解を得るには論理を命題形式で表現することが必要となる．ここでの命題とは，数学や物理学における公式をイメージしてもらえばよい．質的研究では，単語や語句による表現形式ではなく，一文で完結した表現形式を意味する．
　　例えば，本章の教材事例で見出された論理は，次のような命題で表現できる．

　　　　　　病に向き合う精神的支えのもと，医療・家族・仕事での心労を経て，生きる実感・幸せ感の学びに至る

　　とはいえ，いきなり論理を記述するだけでは，なかなか理解を得られにくい．全体像を把握するためには，命題形式による論理に加え，文書化による説明が伴ってはじめて意味をなす．まずは図解を文章化して解説文をつくり，それをふまえて論理を命題に表現するとよいだろう．論理を再抽出・再整理するつもりで解説文を読み返し，整合性のとれた表現を心がけたい．
　　看護領域の質的研究論文をみると，事柄的な表現を用いた「概念化」をはかり，その概念やカテゴリーを複数構成することによって論文の結論を描き出しているケースが多い．しかし，概念やカテゴリーの要素だけを列挙されても，実態の論理はどうなっているかを把握することは困難である．実態としての結論を理解するためには，命題的な表現で論理を抽出し，記述することが必要なのではないかと考えている．

おわりに

　以上が，質的統合法のデータ統合の手続きと基本要領である．あわせて，基本要領の理解を助けるために，各種理論モデルを用いて解説をした．

　繰り返しになるが，まずは基本要領を手引きにしながら事例を参照しつつ，自分のデータでデータ統合を試みるとよい．そして必要に応じて各ステップで解説した理論モデルを手がかりにしながら，理解を深めてほしい．

　分析事例の経験をいくつか重ねるにつれて理論モデルは理解が進む．最初は難しく感じる点もあるかと思うが，落胆せず，じっくりと取り組んでいくことで身についていく．言語を使うが，体を使うスポーツと同じ姿勢で取り組むとよい．

　なお，教材事例で用いたラベルの取材・精選にあたっては，高橋良幸氏より，看護の視点からのアドバイスを参考にした．

文献
1) 今西錦司(1972)．生物の世界．講談社．
2) 臼井儀人(2007)．クレヨンしんちゃんトラベルはトラブル!? 編．双葉社，p.6.
3) 山浦晴男(1981)．ミニKJ法を通してみた表札づくりの思考構造―弁証法との関連も含めて．KJ法研究，第4号，川喜田研究所，pp.165-196.
4) 山浦晴男(2001)．本当に役立つ！　エクセルでできる文書データ活用術．日本経済新聞社，pp.69-94.
5) マイケル・ポランニー／高橋勇夫訳(2003)．暗黙知の次元．筑摩書房．

コラム2　質的統合法における科学性と問題意識の問題

　これまでに「質的研究は主観的なもので再現性がないために科学とはいえない」という量的研究者の批判を耳にしたことのある人も多いのではないだろうか．この「質的研究は科学的研究といえるか？」という問題は，数多くの議論がなされてきたテーマである．

　統計学の専門家である髙木廣文氏は，その著書『質的研究を科学する』で，テクスト解釈における「主観」について，チョムスキーの普遍文法やソシュールの一般言語学の考えをもとに，「すべての人類の心・脳構造に『共通する言語システムに基づく主観』である」としたうえで，次のように指摘している．「テクスト解釈は上手くやれば，誰が解釈してもかなり再現性のある結果を与えることができるだろう．再現性は科学的研究の特性であり，再現性が担保できるのならば，質的研究も理論的には科学的な結果を与えることができることになる」．

　質的統合法も，実技的に一定の訓練をすればかなりの程度の再現性をもったデータ統合が可能であり，それゆえ質的統合法は科学的な研究のための方法たりうると筆者は考えている．

　一方で，この「主観」の問題については，質的研究者のなかに「データ収集・分析が主観的なものにならないよう，研究を開始する際に問題意識をもたないようにする」と誤解している人もいるという話を聞く．確かに，問題意識は主観的なものである．しかし，質的研究で分析を行うデータの収集に，問題意識は欠かすことのできないものである．

　なぜなら，質的研究が扱う記述データはもちろん，あらゆるデータは「現象」と「問題意識」が映り込んだ二重構造をもっているからである．身近なところで，写真の例を紹介しよう．ハッとした状況や情景を前にカメラのシャッターを切ることで，写真にはその場面の「現象」を写すことができる．しかし，映り込むのはそれだけではない．ハッとしてその場面を切り出したいという，撮影者の「問題意識」も写真には映り込んでいる（ゆえに，写真がそれを撮影した人の「作品」となり，芸術ともなりうるのだ）．

　質的統合法におけるデータ収集も同様で，対象とする現象群に問題意識の光を当てることで，データはキャッチされる．すなわち，問題意識が鮮明であるほど，あるいは深く熟成した問題意識であるほど，質のよいデータがキャッチされる．

　そして，問題意識が映り込んだデータを分析するにあたっては，「取材時の問題意識の枠を外すこと」が重要である．データになりきり，あるいはデータに棲み込み，データとともに歩むことで，おのずと現象の全体像が浮上する．川喜田二郎氏はこのプロセスを「己を空しうして，データをして語らしめる」と位置づけ，その重要性を指摘した．それは，データ収集に必要な問題意識の主観性から，データ分析のなかでかなり意図的に離れることで，客観性を担保するしくみともいえるだろう．

　なお，こうしたプロセスで客観性が担保され，かなりの程度の再現性をもったデータ統合が可能になる根拠は，コラム3（120ページ）の「質的統合法の原理と構造」で紹介したい．

文献
　髙木廣文（2011）．質的研究を科学する．医学書院, p.69.

第 3 章

質的統合法を用いた質的研究の展開

1 はじめに

A 質的研究のプロセス

　前章では，現場で取材したデータを質的統合法によって統合し，実態を把握する方法について解説した．本章ではさらに視野を広げ，質的統合法に基づく質的研究の進め方について説明する．

　本章で想定する質的研究は，第 1 章で説明した研究の 5 類型（13〜14 ページ）のうち，個別研究（事例研究に基づく論理の抽出）と総合研究（多数の事例研究に基づく論理の抽出と理論化）である．この 2 つの類型に焦点を当て，論文の執筆に至るまでの具体的なプロセスを解説する．プロセスの概要は図 3-1 で示される．

　実践科学としての看護学において，研究の出発点は看護現場での心情や肉声から生まれる問題意識である．研究者が現場で感じている戸惑い・悩み・疑問を意識化し，問題意識を発掘・形成する作業から研究が始まるのである．それらをもとに，これから取り組む研究作業で何を解明したいのかを明らかにする．

　次に，文献検討から先行研究の探査・把握を行い，見定めた問題意識がどこまで解明され，どこから未知なのかを明らかにする．現場の問題意識だけで研究を進めようとしても，たいては研究の形にならず，個別の問題解決にとどまってしまう．また，すでに解明されていて結論が明らかなことを研究しても二番煎じとなってしまい，学術的価値としての評価は低い．ゆえに先行研究の探査・把握を行うことは，研究における大前提となる．

　問題意識の発掘・形成と先行研究の探査・把握ができたら，それらを相互に検討して研究テーマを設定し，解明しなければならない課題の焦点化をはかる．研究はテーマ設定で勝負が決まるともいわれている．看護研究においても例外ではなく，戦略的なテーマ設定はきわめて重要である．

　テーマが決まったら，フィールド調査の計画を行う．調査するフィールドや対象，具体的な内容，記録のとり方などを設計する．

　計画が固まったら，現場に出かけてフィールド調査を実施する．インタビュー，参

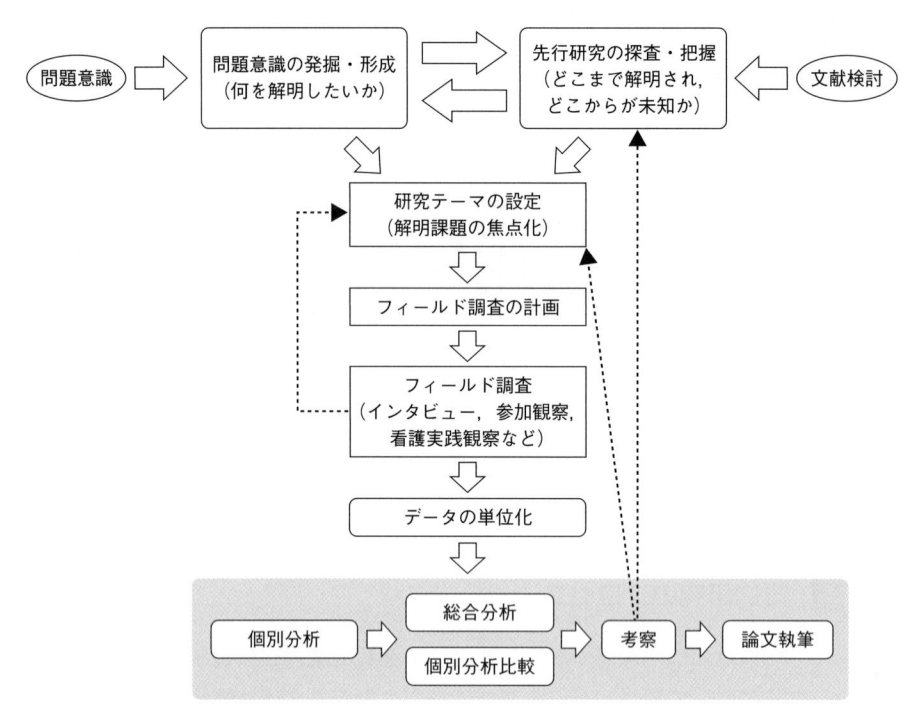

図 3-1 質的研究のプロセス

加観察，看護実践観察，自由記述式のアンケートなどが具体的な方法となる．この段階でフィールド調査を進めていくにつれ，場合によっては解明課題の焦点の変更をせざるを得ない状況も発生する．めざすデータが必ずしも得られるとは限らないし，調査が深まるにつれて焦点がより鮮明になることもある．その結果，ときには研究テーマを改めて設定し直して，解明課題の再焦点化をはかる必要性も生じる．このような柔軟性も研究においては重要である．

　こうして現場から得られたデータを単位化し，質的に情報を統合し実態把握を試みる．第2章で説明した質的統合法の出番である．1事例の実態把握による個別分析を行うのであれば，個別研究となる．複数事例の個別分析を行い，それぞれの個別分析を統合する総合分析を行うのであれば，総合研究となる．総合分析とは別に，複数事例を扱う際に統合を行わず，個別分析した結果を比較する方法もある（個別分析比較）．分析する事例の数は個々の研究テーマに応じて設定する必要がある．なお，本章では質的研究のなかでも行われることの多い総合研究の流れを基本に解説する．

　個別分析・総合分析（または個別分析比較）では図解による実態把握をもとに，研究疑問を解く形で考察を進めていく．考察過程の段階では，先行研究の再探査・再把握が必要となることもあれば，解明課題の焦点について補正が生じることもある．ここでもやはり柔軟性が重要になる．

　このプロセスで得た探究の結果をもとに，研究論文を執筆する．

　以上が，基礎的な質的研究のプロセスである．なお，質的統合法は実態把握の段階

で用いると説明したが，問題意識や先行研究を整理する段階でも使える方法である．なぜなら，いずれの場面でも入手された情報はバラバラであり，まとめて全体像を把握する必要があるからである．

B 教材事例と重要ポイント

次項から，図3-1に沿って質的研究のプロセスについて解説する．各プロセスの基本要領に加えて本章でも教材事例を用い，実際にどのように研究が展開され論文が執筆されていくのかを紹介したい．

ここで用いる教材事例は，筆者がスーパーバイズを行った柳井田恭子氏による修士論文『糖尿病チームケアにおける看護師の調整行為の構造化』をもとにしている（柳井田，2006）．この研究は，多職種で構成される糖尿病チームケアにおいて，看護師の調整行為とその構造を明らかにすることを目的としている．研究の詳細までは解説できないが，ここでは，研究者本人の取り組みや，指導教官・筆者のスーパーバイズを具体的に紹介する．

教材事例の後には，各プロセスで重要となる考え方や初心者の多くが悩みがちな問題について言及している．筆者が川喜田二郎氏の指導を受けていた頃の経験や，他の領域からの知見なども交えて解説を加える．研究を進める際に，ぜひ参考にしてほしい．

2 問題意識の発掘・形成

A 基本要領

看護領域における研究の多くは，臨床経験と密接に関係している．そこでの出発点は，臨床現場で抱いている問題意識を明らかにし，何を解明したいのかを明確にすることにある．作業要領は次のようになる．

(1) 戸惑い・悩み・疑問をもとに思いを吐き出す

臨床現場でさまざまな体験をするなかで，戸惑い・悩み・疑問を抱くことは少なくない．それらをなんとか解明し，実践的に役立てたいという思いが，問題意識を発掘・形成するための基盤となる．すでに焦点が定まっている戸惑い・悩み・疑問があれば，そこから思いを吐き出す．とくになければ幅広く，さまざまな関心事から吐き出す．思いの内容は，客観的に正しいかどうかより，本当にそう思ったり感じたりしているということの心情的真実性を重んじる．まずは思いのままに吐き出すとよい．

(2) 問題意識を箇条書きにする

心のなかから吐き出した思いを具体化する．次の5つの項目を基準にするとよい．

表現例の語尾を用いると，問題意識を引き出すための有効な手がかりになる．
- なんだか気にかかること：表現例は「～が気にかかる」
- 疑問に思うこと：表現例は「～ではないだろうか」
- 問題と思うこと：表現例は「～は問題だ」
- 願望として抱いていること：表現例は「～したい」
- 興味，関心を抱くこと：表現例は「～はどうなっているのか」「～は不思議だ」

関心の焦点としてのテーマをめぐり，できるだけ多角的に書き出すようにする．現場の映像がみえてくるような具体的な表現で記述を心がけると，問題意識もクリアになる．40～60字前後を目安に，第2章で解説したラベルづくり（28～32ページ）の要領で一文に綴り，箇条書きにする．パソコン上のデータとして記録してもよい．

(3) もうこれ以上出てこないというところで終了する

出し尽くしたという感じになるまで続ける．目安は30～60項目であるが，多いときには100項目を超えることもある．

問題意識を明らかにするということは，あるテーマをめぐる「自覚症状」を吐き出すことである．一方で，自分の内面にとどまらず，患者の心情や立場に立って自問自答していく姿勢も重要である．

また，問題解決という観点からだけでなく，現場で起こっていることへの興味や関心や好奇心なども，問題意識の重要な形成要素となる．知りたいという好奇心の芽は摘まないよう，できる限り活かしたい．もちろん，純然とした学術的視点からの関心事を出すことも必要であり，この場合は先行研究の文献などにもあたりながら問題意識を出していく．

問題意識の箇条書きを眺めると，どのようなことを解明していきたいのかの見当がおのずとついてくる．眺めながらさらに自問自答しつつ，解明すべきポイントを明確にしていくとよい．

以上が基本的な作業要領となるが，ここからさらに本格的に問題意識の形成をはかる方法もある．

(4) 箇条書きにした項目を統合し，問題意識地図を作成する

書き出した問題意識の内容を素材（ラベル）として，質的統合法によって統合する．ここで得られた見取図と本図解を，問題意識地図とよんでいる．これを鑑賞し，味わっていくと，どのようなことを解明していきたいかがさらに明確になる．

書き出された問題意識が30～60項目なら問題ないが，ラベルが増えてくると質的統合法による作業の労力も相当なものになる．そこで，精選法によって枚数を絞ってから質的統合法を進めてもよい（詳細は100～102ページ）．ただし，少なくも30枚程度はないと，しっかりした問題意識の構造が浮かび上がりにくいので，絞り込みすぎないように注意する．

以上が問題意識の発掘・形成の考え方である．もちろん，これに加えて看護研究では，看護学の各領域に固有のテーマを十分考慮する必要がある．看護領域の指導者からのスーパーバイズを受けながら作業を進めていくとよい．

B 教材事例

本章で紹介する研究は，「糖尿病チームのコーディネートを実践するなかで，自分は何を解明したいのだろうか」というテーマで思いを吐き出すことが出発点であった．研究者は，それまでの経験を振り返りながら，興味や関心や好奇心を発揮し，心のなかを探検して問題意識を探っている．

この段階で筆者は，実際の糖尿病チーム医療にかかわる関係者，教育システム，教育・治療といった流れを図に描き，問題意識の補充を行うようスーパーバイズした．あるテーマについて関係性を整理するための図をつくることは，解明課題を明確化するうえで非常に有効である．この作業について研究者は，「自分らしさの生きた問題意識に基づいて，研究の精神的基盤をつくることができると同時に，対象の側，現場という『場』の側からの問題意識をおさえることができる」と述べている（柳井田，2008）．

問題意識をラベルにして質的統合法を行った結果，図3-2のような問題意識地図が完成した．吐き出した思いを構造化した例として，味わってみてほしい．

C 幸運は問題意識に宿る

従来の科学観では，「科学的な研究は客観的でなければならない」という考えが支配的である．ある意味では，研究対象と研究者の立場を明確に区別する二元論的な科学観ともいえる．

確かに，研究のあるプロセスにおいては，主観性を排除し客観性を保つことが要求される．しかし，ただ客観的であるというだけでは，研究対象は真の姿をあらわしてはくれない．なぜなら，現場での実感に基づく強烈な問題意識があって初めて，研究対象と出会い，データを得ることができるからだ．

川喜田氏も，現状把握の場面においては客観的真実性が重要であるとしつつ，問題意識の場面では心情的真実性が重要であると指摘していた．このように，研究の場面ごとに主観と客観を使い分けていく姿勢が必要なのではないだろうか．

筆者はある研究会で，世界的な業績をなしとげた日本の科学者たちが，「みずからの体験としての研究」をどうとらえているか文献研究によって分析する機会があった．具体的には，有馬朗人氏が監修している『研究者』と『研究力』という2つの文献から重要と思われる記述を抽出し，質的統合法による統合を試みた．

その結果，失敗がつきものの研究に幸運を引き寄せるためには，「本質的な問いと興味に裏打ちされた複雑な情報の蓄積から出発し，シンプルな論理に至る道筋をつくっていく」ことが欠かせないという結論が見出された．これは，「研究における幸運は問題意識に宿る」といいかえてもよいだろう．現場の実体験に基づく強烈な問題意識を熟成させることは，研究の大小を問わず，成功のための重要な出発点となる．

問題意識を出していく際に，もう1つ重要なことがある．それは，全方位に対して

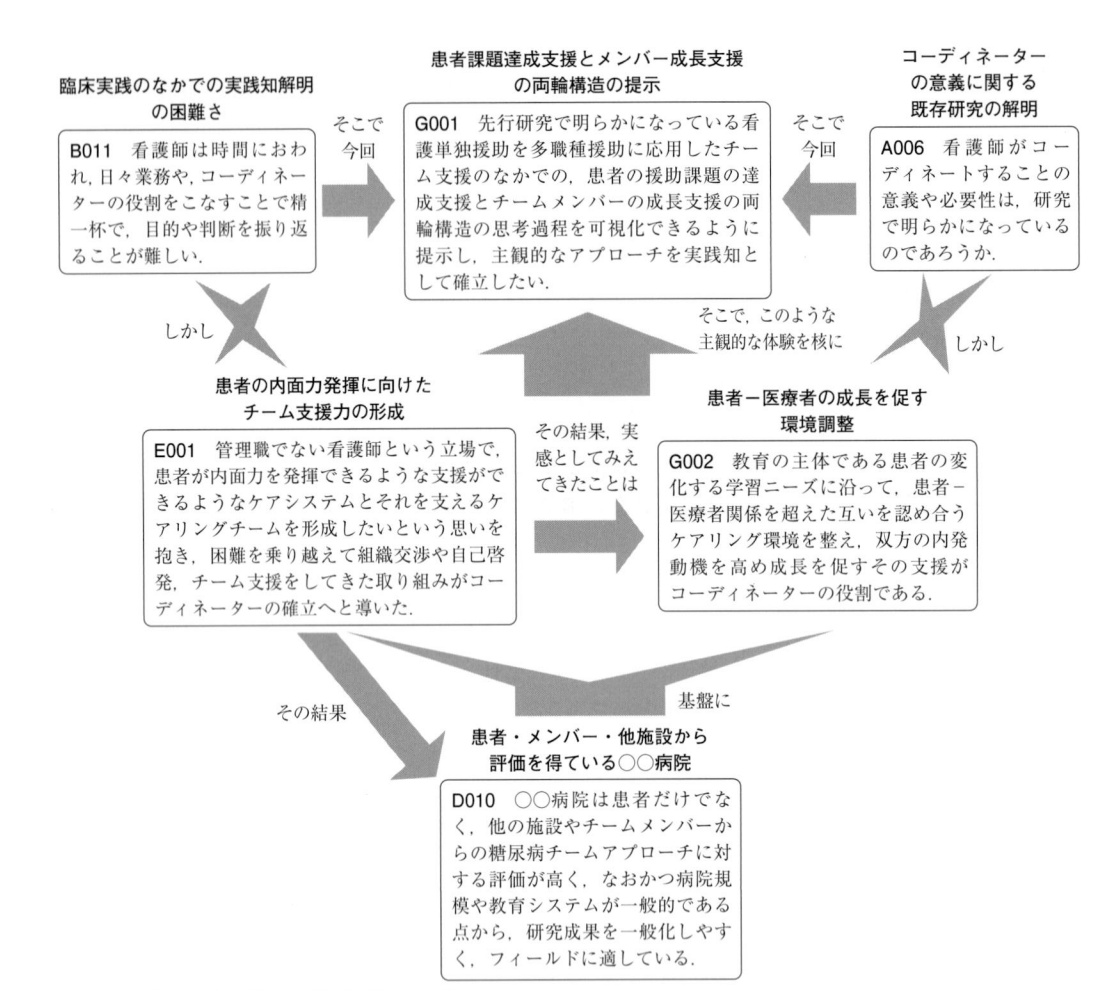

図3-2 教材事例：問題意識地図（見取図）

臨床実践のなかでの実践知解明の困難さ
B011 看護師は時間におわれ，日々業務や，コーディネーターの役割をこなすことで精一杯で，目的や判断を振り返ることが難しい．

そこで今回 →

患者課題達成支援とメンバー成長支援の両輪構造の提示
G001 先行研究で明らかになっている看護単独援助を多職種援助に応用したチーム支援のなかでの，患者の援助課題の達成支援とチームメンバーの成長支援の両輪構造の思考過程を可視化できるように提示し，主観的なアプローチを実践知として確立したい．

← そこで今回

コーディネーターの意義に関する既存研究の解明
A006 看護師がコーディネートすることの意義や必要性は，研究で明らかになっているのであろうか．

しかし ↓　　　　　そこで，このような主観的な体験を核に　　　　　↓ しかし

患者の内面力発揮に向けたチーム支援力の形成
E001 管理職でない看護師という立場で，患者が内面力を発揮できるような支援ができるようなケアシステムとそれを支えるケアリングチームを形成したいという思いを抱き，困難を乗り越えて組織交渉や自己啓発，チーム支援をしてきた取り組みがコーディネーターの確立へと導いた．

その結果，実感としてみえてきたことは →

患者−医療者の成長を促す環境調整
G002 教育の主体である患者の変化する学習ニーズに沿って，患者−医療者関係を超えた互いを認め合うケアリング環境を整え，双方の内発動機を高め成長を促すその支援がコーディネーターの役割である．

その結果 ↓　　　　　　　　　　　　　基盤に ↓

患者・メンバー・他施設から評価を得ている○○病院
D010 ○○病院は患者だけでなく，他の施設やチームメンバーからの糖尿病チームアプローチに対する評価が高く，なおかつ病院規模や教育システムが一般的である点から，研究成果を一般化しやすく，フィールドに適している．

問題意識を向けるということである．かつて川喜田氏は，第1章でも解説したW型問題解決モデル（図1-1，3ページ）を説明する際に，「問題提起（A点）の段階で，どこが重要な問題かを評価して問題の焦点を絞り込むことはしてはならない」と幾度となく強調していた．とはいえ，最前線の現場で問題解決をはかる際はスピードも重要であり，絞り込んだ現状把握をしないと厳しくなる．当時の筆者にはこの主張が不思議に思えたものである．しかし，今になって改めて研究の確立という視点から考えてみると，目の前にある問題にとらわれて核心的な問題を逸することがないように戒めていたのではないかと思う．戸惑い・悩み・疑問の焦点が定まっていたとしても，問題意識は限定せず，さまざまな角度から出し尽くすようにしたい．

3 先行研究の探査・把握

A 基本要領

　現場の問題解決ではなく，研究という形で確立させるためには，自分が抱いた解明課題がどこまで明らかにされているかを確かめる必要がある．このプロセスが，先行研究の探査・把握である．

　臨床現場では，問題意識の発掘・形成と先行研究の探索・把握が明確に分節化されることは少ない．むしろ，現場で興味・関心・好奇心を抱きながら看護実践を行いつつ，関係文献にあたって実践に活かすというような，渾然一体のプロセスが実情であろう．しかし研究では，両者を意識的に分節化し，系統立てることによって，戦略的にテーマを設定する．とくに初心者の場合は，混乱することなく研究を進めるためにも，明確に分節化しておく必要がある．作業要領は次のようになる．

(1) 問題意識から研究疑問(仮テーマ)を設定する
　問題意識の箇条書き(または問題意識地図)をもとに，研究疑問を明確化する．ここではあくまで仮テーマと思っておくとよい．どのようなことを解明したいのかを一文で表現する．

(2) 研究疑問に関係する文献をリストアップする
　文献検索システムを使って，キーワードなどから関係する文献を探す．すでにいくつかの文献にあたっていれば，それらを出発点にする．文献の末尾に掲載されている参考文献や引用文献のリストを利用すると，さらにどのような文献にあたればよいかが把握できる．必要に応じて文献探索の幅を広げるとよい．もちろん，研究指導者や関係者から参考文献を紹介しもらうことも非常に有効である．

(3) 研究疑問に基づいて文献検討を行う
　文献を読みながら，以下の2点について探査する．
・すでに解明されてわかっていることは何か(解明済みの知識)
・まだ解明されていないことは何か(解明課題)
　文献中の該当する箇所には，鉛筆でサイドラインまたはアンダーラインを入れる．

(4) 文献検討で明らかになった項目を箇条書きにする
　解明済みの内容とまだ解明されていない課題を一文につづり，箇条書きにする．パソコン上のデータとして記録してもよい．

　簡略的に先行研究の探査・把握を行う場合は，ここまでとなる．もう少し丁寧に行うなら，さらに次のような手順をふむ．

(5) ラインを入れた箇所の抜き書きリストをつくる

　サイドラインまたはアンダーラインを入れた箇所を抜き出し，文頭に通し番号をつけて箇条書きで管理する．同時に文献のリストをつくり，こちらも通し番号で管理する．抜き出した内容と文献番号と該当ページは後でわかるように関連づけておく．1項目につき，通し番号・抜き出した内容・文献番号・該当ページの4点を記録する．

　ここまで行うことで先行研究の成果をじっくりと消化でき，解明課題の焦点化も進めやすくなる．さらに本格的に行う場合は，質的統合法を行う．

(6) 箇条書きにした項目を統合し，先行研究地図を作成する

　書き出した文献検討の内容を素材（ラベル）として，質的統合法によって統合する．ここで得られた見取図と本図解を，先行研究地図とよんでいる．これを鑑賞し，味わっていくと，どのようなことを解明していきたいかがさらに明確になる．

　ラベルの数が多い場合には，問題意識のときと同様に精選法により絞り込むようにするとよい（詳細は100〜102ページ）．実際，いくつかの文献をあたるなかでラインを引いた箇所の内容が似通っているということも珍しくない．絞り込む枚数はどの程度がよいか一概にはいえないが，100枚程度は残しておきたい．経験的には，もうこれ以上絞り込めないという感覚が出てくる段階があるので，それを判断基準にするとよい．

　問題意識に関連する基本文献を絞り込み，焦点を絞って既知・未知の内容を見定めることは，テーマの設定においてきわめて重要である．とくに修士論文や臨床で初めて本格的な研究に着手する際は，このプロセスの重要性を認識しておきたい．

B 教材事例

　研究者はそれまでにも文献を読んではいたが，問題意識地図で明確化された問題意識のもと，改めて研究疑問をもとに文献検討を行っている．この作業にあたって研究者は，「問題意識地図をみながら，どこまでが明らかになっていてどこからが未知なのかを探る気持ち」で行ったと語っている（柳井田，2008）．

　筆者がスーパーバイズするなかで，文献検討から書き出された内容について以下のような問題点が見つかった．同様のケースは他の研究でもしばしばみられるので，参考にしてほしい．

- 全般的に概念や定義の内容が中心になっていた

　文献検討でおちいりがちな問題である．問題意識地図から浮かび上がった内容に対して，先行研究がどこまで実証的な知識・理論・技術を提示しているかということを中心に明らかにする必要がある．

- 解明課題の領域に関する一般的な知識が多かった

　テーマ設定のための大枠としては意味をなすが，研究の絞り込みや研究内容の検討としては，範囲がやや広がりすぎてしまう．むしろ，解明課題の領域について，先行研究では何が未解明のままなのかを書き出すことが必要である．

- 研究者が重要だとしていた基本文献の内容が外れていた

　書き出すべき内容の不足である．とくに重要となる基本文献の内容は，研究者自身にとっては当たり前となって，もれてしまうこともある．基本文献からの内容は，先行研究の探索・把握の根幹をなすことを意識しておきたい．

　このような点に注意しながら質的統合法を行った結果，図3-3のような先行研究地図が完成した．これにより，先行研究の延長線上にどのような未解決の課題があるのかを明確にすることができた．

C　研究力を発揮するために

　先行研究の探査・把握において，作業の基本となるのは文献検討である．文献検討は，テーマの設定だけでなく，研究のすべてのプロセスで役に立つ．なぜなら，関連情報や知識を蓄積するだけでなく，研究上の啓発を受けることも少なくないからである．

　一方，先にも紹介した『研究者』『研究力』の文献研究からは，研究を有効に進めるための手立てとして，「思索と議論・連携の両輪構造」が重要であるという示唆が得られている．つまり，文献検討によって個人で思索を深めるだけでなく，それをもとに他の研究者と議論を交わし連携することも欠かせないということである．

　川喜田氏はかつて，イギリスの研究者仲間を訪ねた折，さまざまな領域の研究者が集まる昼食会に招かれたという．彼らは日々昼食をともにし，研究談義を重ねているというのだ．こうした体験もあってか，川喜田氏はよく「日本の研究者は，個室の研究室に閉じこもって研究をしているけど，この点はもっとイギリスの研究者に学ばなければいけないね」と話し，自身もこれを実践していた．川喜田氏の自宅での打ち合わせをした後には，「深夜の饗宴」と称して語り合う時間があり，これこそ「議論・連携の車輪」であった．

　この「深夜の饗宴」で印象的だったのは，すでに研究者として大成していた川喜田氏が，当時20歳代そこそこの筆者を一人前に扱い，対等な議論の相手としてのぞんだことである．教えを請うという姿勢を許さず，むしろ自分なりの考えを述べなければ許してくれなかったほどである．そのため「深夜の饗宴」の前には自身の考えを深めておかなければならず，「議論・連携の車輪」の前提として「思索の車輪」が存在していた．

　このような「思索と議論・連携の両輪構造」は，筆者が研究の心を育てるための土壌となった．文献検討からスタートして，研究者どうしの心と心のやりとりにまで発展させることができれば，テーマや結論に近づくための道筋もいっそう鮮明になってくるだろう．

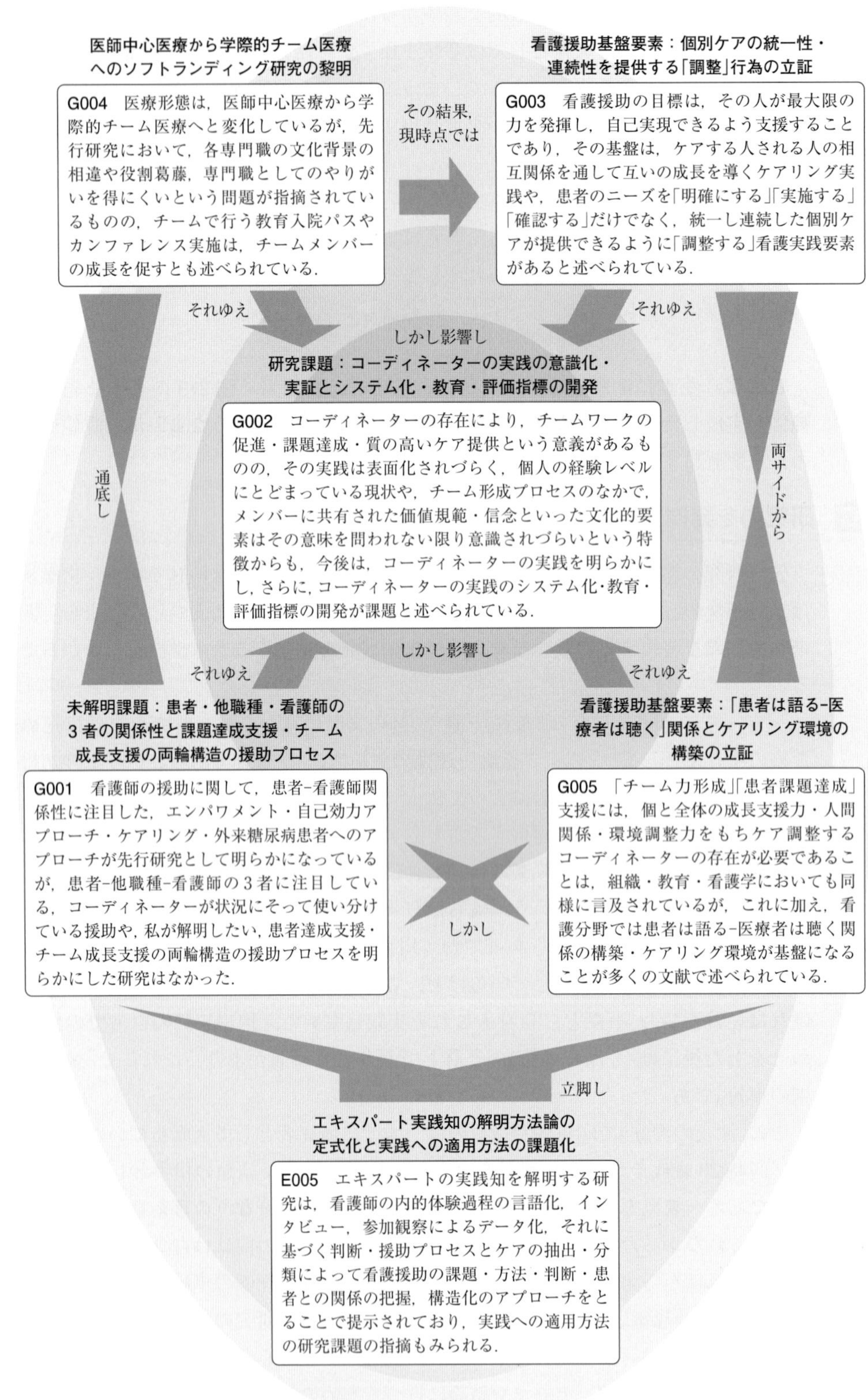

医師中心医療から学際的チーム医療へのソフトランディング研究の黎明

G004 医療形態は，医師中心医療から学際的チーム医療へと変化しているが，先行研究において，各専門職の文化背景の相違や役割葛藤，専門職としてのやりがいを得にくいという問題が指摘されているものの，チームで行う教育入院パスやカンファレンス実施は，チームメンバーの成長を促すとも述べられている．

看護援助基盤要素：個別ケアの統一性・連続性を提供する「調整」行為の立証

G003 看護援助の目標は，その人が最大限の力を発揮し，自己実現できるよう支援することであり，その基盤は，ケアする人される人の相互関係を通して互いの成長を導くケアリング実践や，患者のニーズを「明確にする」「実施する」「確認する」だけでなく，統一し連続した個別ケアが提供できるように「調整する」看護実践要素があると述べられている．

その結果、現時点では

それゆえ　　しかし影響し　　それゆえ

研究課題：コーディネーターの実践の意識化・実証とシステム化・教育・評価指標の開発

G002 コーディネーターの存在により，チームワークの促進・課題達成・質の高いケア提供という意義があるものの，その実践は表面化されづらく，個人の経験レベルにとどまっている現状や，チーム形成プロセスのなかで，メンバーに共有された価値規範・信念といった文化的要素はその意味を問われない限り意識されづらいという特徴からも，今後は，コーディネーターの実践を明らかにし，さらに，コーディネーターの実践のシステム化・教育・評価指標の開発が課題と述べられている．

通底し　　　　　　　　　　　　両サイドから

それゆえ　　しかし影響し　　それゆえ

未解明課題：患者・他職種・看護師の3者の関係性と課題達成支援・チーム成長支援の両輪構造の援助プロセス

G001 看護師の援助に関して，患者-看護師関係性に注目した，エンパワメント・自己効力アプローチ・ケアリング・外来糖尿病患者へのアプローチが先行研究として明らかになっているが，患者-他職種-看護師の3者に注目している，コーディネーターが状況にそって使い分けている援助や，私が解明したい，患者達成支援・チーム成長支援の両輪構造の援助プロセスを明らかにした研究はなかった．

看護援助基盤要素：「患者は語る-医療者は聴く」関係とケアリング環境の構築の立証

G005 「チーム力形成」「患者課題達成」支援には，個と全体の成長支援力・人間関係・環境調整力をもちケア調整するコーディネーターの存在が必要であることは，組織・教育・看護学においても同様に言及されているが，これに加え，看護分野では患者は語る-医療者は聴く関係の構築・ケアリング環境が基盤になることが多くの文献で述べられている．

しかし

立脚し

エキスパート実践知の解明方法論の定式化と実践への適用方法の課題化

E005 エキスパートの実践知を解明する研究は，看護師の内的体験過程の言語化，インタビュー，参加観察によるデータ化，それに基づく判断・援助プロセスとケアの抽出・分類によって看護援助の課題・方法・判断・患者との関係の把握，構造化のアプローチをとることで提示されており，実践への適用方法の研究課題の指摘もみられる．

図3-3 教材事例：先行研究地図（見取図）

4 研究テーマの設定

A 基本要領

　　問題意識と先行研究をふまえて，研究テーマを設定する．すでに文献検討の段階で研究疑問を明らかにしたが，これは仮テーマとしての位置づけであった．このプロセスで仮テーマを精緻化し，確定させる．作業要領は次のようになる．

(1) 問題意識と先行研究について得られた内容を精読する
　　問題意識の箇条書きと先行研究の箇条書きを並べ，精読する．質的統合法による図解化で本格的にここまでのプロセスを進めてきた場合，2つの地図を並べてじっくり見比べながら，両者の構造を比較する．いずれの場合も，問題意識の構造と先行研究における既知・未知の領域を照らし合わせながら，類似点や差異点を検討する．

(2) 研究疑問としてのテーマを記述する
　　問題意識をもとに先行研究で未知の領域に着目し，テーマを設定する．テーマの焦点をどのような内容に絞り込んだらよいか，沈思黙考し，思いつくまま次々と記述していく．

(3) 適切な記述をテーマとして確定する
　　テーマの確定に至るまでは，指導教官や研究者仲間や職場の同僚などとの情報交換の場をもち，積極的にアドバイスをもらうようにするとよい．本格的には，テーマ案をリスト化して発表し，検討の機会をもつとなおよい．

　　このプロセスでは，「研究の結果どのようなことがわかったら成果といえるか」ということまで考えておく必要がある．これまでの多くの研究では，「〜について」という事柄的な表現でテーマが示されてきた．しかしこれでは，「〜について」の何を知り，何を解明しようとしているのかがわからない．その結果，解明課題の焦点がテーマだけではわかりにくくなってしまっている．そこでテーマは，「〜を解明する」「〜を明らかにする」「〜の評価尺度を作成する」などの表現形式にしたほうがよい．つまり，「研究の結果どのようなことがわかったら成果といえるか」がわかるように表現する．
　　また，テーマはできるだけ具体的に絞る必要がある．筆者がこれまでに修士論文を指導した経験では，多くの研究者が漠然とした広いテーマを設定しがちであった．どのような対象の何を研究するのか，どのような場面の何を研究するのか，といったことを明確に意識して適宜テーマを設定するとよい．このようにテーマを明確化することで，次のプロセスであるフィールド調査の計画がやりやすくなる．

B 教材事例

　　研究者は，この研究に取り組む前から仮テーマを設定していたが，焦点が定まらず悩んでいた．そこで，指導教官との相談をふまえて，作成した問題意識地図と先行研究地図をもとにテーマの焦点化をはかった．この間，指導教官からは専門的な看護学の観点から，筆者からは質的統合法の観点からスーパーバイズを受け，テーマの設定に至っている．

　　ここでポイントになったのが，現場の実感を伴いながらいかにテーマを絞り込むかということである．この作業は容易ではなく，研究者はかなりの頻度で指導教官や筆者とのやりとりを行った．その結果，「自分が日々行っているチームケアの実践を記述して調整行為を構造化し，そこに内在する知について考察することで実践知を明らかにする」という，調査の方法と解明課題を含めた研究の焦点を定めることができた．

　　これを受けて，当初は「糖尿病チームにおけるコーディネーターとしての看護師の実践」としていた仮テーマを修正し，「糖尿病チームにおける看護師が行う調整行為の構造を明らかにする」という明確なテーマを設定した．

C テーマ設定の２大戦略

　　筆者が，ある製薬企業での研究プロジェクトにかかわっていたときのことである．一緒に仕事をした研究マネジャーの話が印象的だった．世界規模での特許競争のもと，厳しい研究開発の環境にあって，「勝負はテーマの設定で決まる」というのだ．

　　それでは，どのようにテーマを設定すればよいのだろうか．テーマの設定においてヒントとなる方略が２つある．１つは，競合する研究戦略のベクトルの延長線上で先手を打つ方法で，「先端戦法」と名づけている．もう１つは，既存の研究戦略のベクトルから位相をずらし，まったく空白の領域にテーマを設定する，「位相ずらし戦法」である．

　　この２つの方略は，まったく別のメーカー企業の技術開発戦略でも用いられており，あらゆる研究に通用する考え方といってよいだろう．実際，先に紹介した『研究者』『研究力』の文献研究からも，まったく同じ方略が浮かび上がっており，学術的な研究にも通用する．修士論文や臨床現場での研究では，そこまで大上段に構えなくてもよいかもしれないが，研究に取り組む際には念頭におくとよい．

5 ｜ フィールド調査の計画

A 基本要領

　　フィールド調査の計画は研究テーマの設定と関連が深いので，両者は並行して進めるとよい．もちろん，最終的にどのようなフィールド調査を行うかといった具体的な

詰めは，テーマの設定がなされた後で確定させる．作業要領は次のようになる．

(1) 調査の概要を設計する
　研究疑問を解くために，どのようなフィールドで，だれを対象に，どのような場面の調査をするか決める．具体的な対象施設・対象者まで設計しておく．

(2) 調査したいことをリストアップする
　問題意識と先行研究の箇条書き（または問題意識地図と先行研究地図）を眺めながら検討する．研究テーマにもよるが，次のような内容を具体的にする．
・何をインタビューするか
・何を観察するか
・どのようなはたらきかけのもとでインタビューや観察を行うか

(3) インタビューの具体的な方法を設計する
　どのような場所で行うか，個人単位かグループ単位かを，研究テーマに応じて設計する．インタビューには次の3つのタイプがある．
・構成的面接法
　　目的とするデータを得るための質問項目を事前にすべて定め，その内容に沿って取材する方法
・半構成的面接法
　　目的とするデータが得られるよう核心となる質問項目をいくつか定め，そのもとで自由に語ってもらいながら，必要に応じて質問項目に導きつつ取材する方法
・非構成的面接法（自由面接法）
　　目的とするデータが得られるよう核心となる質問項目をいくつか定めるが，基本的には自由に語ってもらい，その内容を取材する方法
　研究テーマによっては，対象者の表情や声のトーン，しぐさなども，インタビュー内容とともに研究対象にしなければならないこともある．その場合は観察の方法とあわせて設計する．

(4) 観察の具体的な方法を設計する
　だれの，どのようなやりとりに注目し，どのような立場から観察するのかを，研究テーマに応じて設計する．観察は次の3つの方法に大別される．
・完全に独立した立場で外から行う観察
・臨床現場に付き添う形で行う参加観察
・臨床現場での看護実践をとおして患者とのやりとりを観察する実践観察

(5) 記録の具体的な方法を設計する
　どのような手段・方法・道具を用いるのかを検討する．ICレコーダーでの録音，ビデオテープでの録画，カメラでの撮影，メモでの記録などから適切で現実的な方法

を探る．必要に応じて組み合わせてもよい．取材やデータの取り扱い方法についても明確にしておく．

(6) フィールド調査に関する承諾を得る

個人情報保護法や倫理審査などに対する準備を進め，可能であれば事前に調査の対象施設などからも内諾を得ておく．倫理審査基準などの制約で事前に内諾を得ることができない場合は，審査をクリアした後に承諾を得る．また，インタビューを行う場合には，対象者の許諾も必要となる．施設や対象者からは，書面によって承諾を得るようにする．

フィールド調査における基本的な方法は，上記のとおりインタビューと観察であるが，研究テーマによっては，質問紙による調査を組み合わせてもよい．また，インタビューや観察では，質問項目や観察項目の切れ味がすべてといってよい．そのため，事前にできる限り指導者からのスーパーバイズも受け，内容を吟味しておきたい．

B 教材事例

研究では，テーマ設定の段階で密にやりとりした結果，テーマが明確に設定されたため，何をどう調査すればよいのかも明らかになった．そのため筆者も，フィールド調査の計画については，とくにスーパーバイズの必要性を感じなかった．

研究者の論文では，研究対象，取材項目と取材法を以下のよう記述している（柳井田，2006）．とくに取材項目と取材法について，どの程度まで具体的にすればよいのかの目安として参考にしてほしい．

■ 研究対象
糖尿病チームケアを受ける患者に対して研究者が行った「患者・家族」「メンバー」への調整行為．

■ 取材項目と取材法
取材は，研究者がみずからの調整行為を実施後に想起する形で「調整記録」としてデータ化する．調整記録は，「調整の開始状況」「調整の展開」「調整の評価」の3つの視点から行う．

具体的には，どのような状況で，だれに対して，どのような支援を行ったのか．そして，どのような支援に対してだれがどのような反応や対応をしたのか．また，研究者にどのような発見があったのか，を自己インタビューする感覚でストーリーとして記述する．

C データのバラエティと飽和化

質的研究において，いくつ事例をそろえればよいのかという問題は，しばしば議論の的となっている．事例数が少ない研究が多いことや，そろえた事例の恣意性といっ

た観点から，質的研究は科学的でないとする批判もある．

　川喜田氏も，この問題については数多くの議論を重ねている．ここで，かつて川喜田氏が公開研修のなかで語っていたエピソードを紹介しつつ，この批判に応えよう．政府の観光政策審議会の座長に就任した川喜田氏は，10人以上の委員を順に個別訪問して，意見を取材した．まずは1人目の取材を行い，KJ法を使ってその内容の簡略的な全体像を描く．次に，その図解を持参して2人目を訪ね，1人目の意見の内容を説明した後，そこにない意見を語ってもらう．得られた意見は図解にまとまった1人目の意見と統合し，新たに総まとめした図解をつくる．この作業を3人目・4人目と続けていくと，6〜7人目ごろから追加される意見が少なくなり，10人目くらいになるとほとんど追加意見がなくなってしまったというのである．こうして，全員から聞いた意見を総まとめして答申書を完成させたが，委員会の予定回数は半分以上を残し，このエピソードには「これでいいんかい」というオチがつく．

　人はみな無限に意見をもっていると思い込んでいる．しかし，何かテーマが定まると，それをめぐる意見のバラエティは，一定程度で飽和状態になる．つまり，こうしたデータの飽和化は，データのバラエティを反映していると考えることができる．川喜田氏は，人数でいうなら経験則として10〜15人くらいで意見のバラエティは出尽くすといっている．ただし，テーマをめぐってできるだけ違った背景や考え方をもつ人をそろえることが前提だとも指摘する．

　同様の現象は，筆者自身も経験している．岐阜県で行われた「夢おこし県政」という政策に携わったときのことである．これは，岐阜県のあるべき姿について，県民の夢を集めてビジョンを描き，政策への反映を試みた取り組みである．手始めに町村職員からの夢を集めたところ，13,813件が登録された．そのなかから1,352件に絞って質的統合法でまとめ，「夢地図」を作成した．この図解をもとに残りの夢を分類しところ，どの分類にもあてはまらずに残ったものは122枚となった．つまり，異質データの数は1%以下だったのである．

　このことは，母集団の1割のデータで99%のデータの基本要素がカバーできたということを意味している．もちろん，統計学的な議論とは別の次元で考えなければならないが，データのバラエティを確保するという点で示唆的である．質的研究における事例の数という問題においても，このようなデータのバラエティと飽和化という考え方が1つの目安となるのではないだろうか．

6　フィールド調査

A　基本要領

　計画に基づいてフィールド調査を実行し，記録する．基本的には記録も計画に沿って行うが，とくに次の点に注意するとよい．

● 現場での個人情報やプライバシーに配慮する

　倫理審査をクリアしたルールに沿って調査することが大前提だが，現場でも必要に応じて対象者や関係者の了解を得る．とくに写真撮影やビデオ収録では，顔が写る場面や個人情報に関する場面への配慮が必要である．

● インタビューの内容は録音かメモ書きで記録する

　インタビューの記録では，ICレコーダーなどで録音し，後で逐語録を作成することが多いが，状況によっては録音が難しい場面も出てくる．その場合はメモ書きで記録をとり，できるだけ期間をおかずに清書を作成する．また，録音できる場合でも，並行してメモ書きで記録をとることで，相手の話のポイントを把握しながら取材できる効果があり，後でデータを単位化しやすくなる．

● 観察した内容はメモ書きし，すぐに清書する

　観察の記録では，その場で気づいたこと，キャッチしたこともメモ書きで記録する．清書は，できるだけ期間をおかずに作成する．とくに現場でメモ書きができない場合，観察を終えたらすぐに清書記録を残す．時間をおくほど記憶が曖昧になるので注意したい．

● データは適切に管理する

　清書の記録や逐語録は，個人名の管理をしっかりと行い，必要に応じて番号におきかえるなどして管理する．メモ書きの記録，記録の清書，録音データ，逐語録，写真，VTRなどは，個人情報保護の観点から厳重な管理を心がける．

　記録や清書の作業は，できるだけ手際よく進めつつ，後から参照しやすい形に整理することが重要である．筆者は記録用のフィールドノートとして，A6の手帳と4色ボールペンを利用しているが，各自で使いやすい筆記用具をそろえておくとよい．また，清書や逐語録はパソコン上のデータとして作成しておくと，それ以降の作業がしやすくなる．

B 教材事例

　研究者は，臨床現場において糖尿病チームケアの調整行為を行った後，すぐに記憶をたどりながら記録をつけていた．記録の臨場感あふれる迫力に驚かされたことを，筆者はいまでも鮮明に記憶している．その一端を以下に紹介する．

　　8時25分にポケットベルが鳴る．コール番号へ電話をすると，スポーツ医の医師Eが電話に出たが，ガラガラした声で，何をいっているのかよくわからなかった．声があまり聞こえない．「どこにいますか」とたずねると，「医局」と返事があったので，8時半から教育入院の準備があるので，とにかく走って医局へ行った．医局へ行くと，医師Eは，マスクをしていた．の

どに手を当てながら「声が出ないから講義を明日にしてほしい」と話された．本当にやっと声を出している状況．講義は13時からであり，治るはずがない．一瞬変更すべきかどうか悩んだが，今回の参加者はキャンセル待ちをした患者L，あとの2人も自分から予約した人であり，いつものように学習意欲が高いことが考えられる．そう考えると，先生のような声で講義しても内容は聞き取れないし，マイクを使っても1時間はきつい だろう．聞こえない講義では，十分に伝えることができないし，参加者のやる気に影響があるかもしれない．

なお，記録にあたって，筆者は主に次の点をスーパーバイズした．

- 時系列に沿って継続した記録を行う

　入院期間の長短にかかわらず，時系列に沿った記録を行うとよい．また，途中で記録が途切れると，患者と医療者の行動の流れがみえにくくなるので，できるだけ継続して記録をつけるように心がける．

- 記録法のルールを統一する

　発言をそのまま記録しているところはカギ括弧を付し，区別できるようにするとよい．ただし，発言内容の解釈的な記述には不要である．

- 質的統合法によるプレテストを試みる

　記録を蓄積する初期の段階で，その時点で得られたデータだけで質的統合法による分析をしてみてもよい．記録すべき内容について新たな視点が浮かび上がることが期待される．

C フィールド調査の心得

　筆者はこれまでに，看護領域における質的研究以外にも，地域再生の現場などで数多くのフィールドに接してきた．かつては川喜田氏と，ネパールでの村落計画のための民族学的な調査に出向いたこともある．そうした経験から，ここではあらゆるフィールド調査に共通して重要な心得をまとめておきたい．

- 客観的真実性を重んじる

　心情的真実性を重視した問題意識の形成とは対照的である．冷静に状況を見つめ，事実情報を収集する．とはいえ，機械的な情報収集ではない．問題意識が背景にあって，その心の琴線にふれたものをデータとしてキャッチしていく．

- 質問項目はオープン・クエスチョンにする

　イエス・ノーで答えが返ってくるクローズド・クエスチョンではなく，実態を引き出すことができるように，オープン・クエスチョンによる表現を心がける．

- インタビューでは相手がリラックスできる雰囲気をつくる

　相手が自由に語れるように導きながら，相槌を打ちつつ話を聞く．ときどき自分のことも話し，それを話題の呼び水としつつ，誘導尋問にならないよう配慮する．相手から学ぶという心の姿勢でのぞむことがポイントである．また，うなずきながら，ポイントごとにメモをとると，相手はきちんと話を聞いてくれているという安心感と適度な緊張感をもつ．その場でメモを取る際には，話の腰を折らないように注意する．

- インタビューの時間は1時間～1時間半を限度にする

　研究内容にもよるが，1時間が目安である．とくに患者が対象の場合は，健康状態への配慮も忘れないようにしたい．また，相手の負担を考えると，追跡的に経過を調査するような場合でなければ，できるだけ1回で済むようにしておきたい．事前の十分な準備が決め手となる．

　加えて，川喜田氏が定式化した「民族調査における探検5原則」は，フィールド調査における基本的な心構えとなる（川喜田，1977）．看護研究の領域でも十分に通用するはずである．

- 360度から
　テーマをめぐって多角的な角度から取材する．
- 飛び石づたいに
　事件記者のようにまずは第1の現場で取材し，そこを足がかりに次の取材網を広げる．
- ハプニングを逸せず
　すべてのデータは一回性であり，出会い頭に飛び込んできた情報はたまたまだとせず取材する．
- なんだか気にかかることを
　関係ある情報から関係ありそうな情報まで集め，兆候的なデータも逃さない．さらには，問題意識のアンテナに引っかかってきたことは，重要であるか否かの判断を加えずに取材する．
- 定性的に取材せよ
　質的にデータを集める．

D　意見や思いの背景を取材する

　フィールド調査で注意しなければならないのは，意見や思いを事実と区別して扱うことである．とくに，調査と同時に問題解決をめざすような場合には，さまざまな異なる意見や思いが出てくる．事実を取材する場合とは異なり，意見や思いは，それらが生み出された背景まで取材することがポイントである．

　たとえば，A看護師から，「X師長はリーダーシップがない」という意見を取材したとする．しかし，B看護師からは，「X師長はいつもリーダーシップを発揮している」

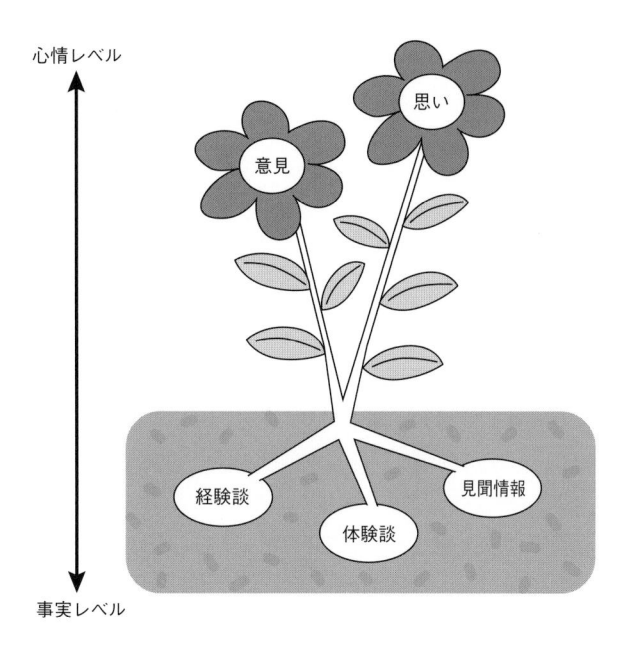

図3-4 「花」としての意見や思い

という意見が得られたとしよう．現実にこうした真反対の意見が得られることは少なくないが，この時点ではどちらが正しいかわからない．この真反対の意見は，X師長との間で経験・体験したやりとりや，X師長について見聞きした情報の違いを反映している．もしかすると，感情的な好みや相性といった面も関係しているかもしれない．いずれにしても，これらの意見をそのまま事実として受け入れるわけにはいかない．

重要なのは，なぜそのような意見や思いに至ったのかということである．看護師A・BのX師長に関する経験談・体験談・見聞情報までを取材することで，この点が明らかになる．

人はさまざまな体験・経験・見聞を時間の流れのなかで蓄えてきている．それらが日々の栄養源となって，最終的には意見や思いという「花」を咲かせることになる．これを示したのが図3-4である．取材では，「花」の部分（意見や思い）に目が行きがちであるが，事実の面影を宿す度合いは薄められているということに注意しなければならない．むしろ，そこから掘り下げて，事実の面影を宿す度合いの高い情報を探るように心がけたい．

看護研究でしばしば重要なテーマとなる「患者の思い」について探る場合も同様である．どのような経験・体験・見聞から，そうした思いを抱くようになったか．そこまで把握することではじめて，「患者の思い」の実態に迫ることができる．

6 フィールド調査　97

7 | データの単位化

A 基本要領

　　質的統合法を行うためにデータを単位化する．基本要領は，第2章で解説したラベルづくり（28～32ページ）に相当する．ここでは，より具体的に看護研究における単位化に焦点を絞って，重要となるポイントについて述べる．

　　筆者らがこれまで多くの論文を指導してきたなかで得た気づきだが，臨床現場での問題意識から出発した看護研究は，一般に次の2つの軸を基本構造としているといえる（正木・山浦，2008）．

- 時間・経過軸：看護を含む医療支援による時間の経過のなかでの変化
- 看護者と対象者の関係作用軸：看護師と患者・家族，あるいは看護師と医師などの他の専門職といった関係

　　研究によっては，2軸のどちらか一方に重点がおかれることもある．いずれにしても，研究の説得力やわかりやすさという面から，この構造が一貫してクリアになっていることが重要である．

　　質的統合法で得られる図解上でこれらの構造をクリアにするためには，ラベルづくりにおける作業が決め手となる．まず，時間・経過軸をとらえるためには，それぞれのラベルに時間・経過が盛り込まれるように単位化することが必要となる．具体的には次の2つの方法がある．

- ラベルの内容自体に時間・経過を示す内容を含ませる

　　取材時からできるだけ時間・経過の観点を意識し，記述する．たとえば，「○○を行った結果，患者は△△といって暗い表情をした」といった単位化である．質的統合の結果，配置図に時間・経過軸を内包した形で構造があらわれる．

- ラベルの末尾に時系列の情報を記入する

　　日時や経過に沿った通し番号を記入する方法である．本図解を使って，元ラベルの時系列が全体の構造をどのように移動しているかをトレースすることで，時間・経過軸を読み取ることができる．経過の段階を区切って元ラベルを色分けしても読み取りやすくなる．

　　関係作用軸をとらえる際も，ラベルにその内容を盛り込むことが基本となる．具体的には次のような観点からラベルづくりを試みる．

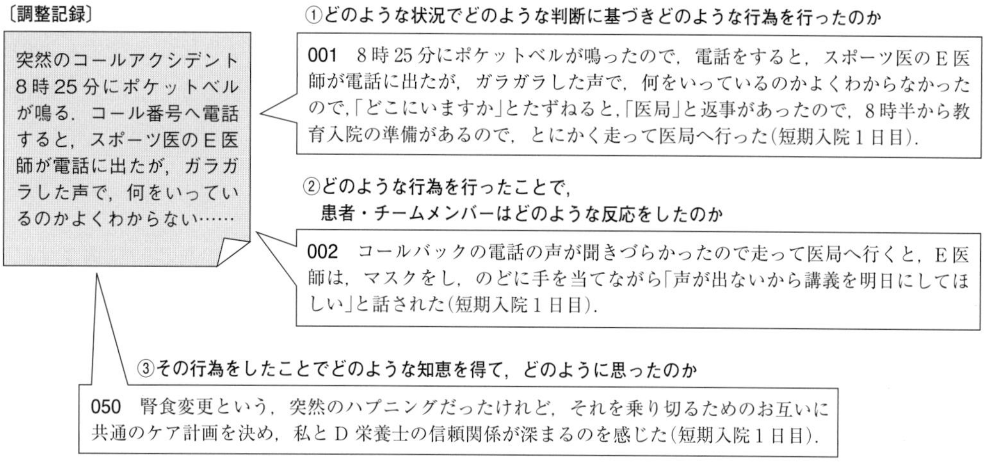

〔調整記録〕

突然のコールアクシデント8時25分にポケットベルが鳴る．コール番号へ電話すると，スポーツ医のE医師が電話に出たが，ガラガラした声で，何をいっているのかよくわからない……

① どのような状況でどのような判断に基づきどのような行為を行ったのか

001　8時25分にポケットベルが鳴ったので，電話をすると，スポーツ医のE医師が電話に出たが，ガラガラした声で，何をいっているのかよくわからなかったので，「どこにいますか」とたずねると，「医局」と返事があったので，8時半から教育入院の準備があるので，とにかく走って医局へ行った（短期入院1日目）．

② どのような行為を行ったことで，患者・チームメンバーはどのような反応をしたのか

002　コールバックの電話の声が聞きづらかったので走って医局へ行くと，E医師は，マスクをし，のどに手を当てながら「声が出ないから講義を明日にしてほしい」と話された（短期入院1日目）．

③ その行為をしたことでどのような知恵を得て，どのように思ったのか

050　腎食変更という，突然のハプニングだったけれど，それを乗り切るためのお互いに共通のケア計画を決め，私とD栄養士の信頼関係が深まるのを感じた（短期入院1日目）．

図 3-5　教材事例：関係作用に注目した単位化

- 関係作用を意味の中核としてラベルづくりをする

「看護援助者の作用A→対象者の反作用B」「対象者の反作用B→看護援助者の反作用C」といった内容を盛り込む．つまり，連続的な関係作用を1単位として区切るのである．ラベル集めは類似性に基づいて行われるため，最終的に集約された図解は，おのずと関係作用どうしの構造を反映することとなる．

研究テーマの内容に応じて単位化の要領を設計していくことは，後々の分析につながる重要な作業である．第2章で，単位化のモノサシとして問題意識をあげたのは，まさにこの意味においてである．問題意識に照らし合わせながら，どのような単位化が必要になるのかを検討するとよい．

B　教材事例

この研究のテーマは，看護師と対象者および他職種との関係に焦点が当てられており，関係作用軸を構造化するということが主な課題となった．単位化の過程で，研究者は指導教官の指導も受けながら，筆者とも何度もやりとりをしている．その際，筆者は以下のようなスーパーバイズを行った．

- 関係作用軸をラベルに盛り込む

テーマが看護師の調整行為の解明にあるので，それらの関係作用が明確にわかるように単位化を行うとよい．具体的には図3-5で示すように，看護師が行った作用，それを受けて患者や他職種のチームメンバーの反作用，それを受けての看護師の反作用…と続けて単位化を行うようにスーパーバイズした．

- 生の記録をもとにラベルをつくる

逐語録の記録から単位化する方式は，文字数が多くなって分析に時間がかかる反

面，現場のリアリティをとらえながら分析できるというメリットがある．一方，単位ごとに内容を要約する方式もある．分析作業がやりやすくなる反面，後でもとの逐語録を参照する必要が出てくるので，文章化などの作業がやりにくくなる．今回は前者を採用するようスーパーバイズした．

- 現場で思ったこともラベルにする

　現場で看護師が思ったり考えたりしたことも，「心の行動」である．見逃さずにラベルに加えるようにする．とくに「実践知」を構築する際には重要な要素となる．

- 時間・経過軸にも配慮する

　研究のメインテーマになっていなくても，可能な限り時間・経過軸の構造は示すようにする．ラベルの内容に関係作用軸を反映させるよう単位化しているため，図3-5のように時系列は文頭に通し番号を入れる方式で示し，あわせて，末尾に通院あるいは入院の何日目かを表示するようスーパーバイズした．

C　ラベルの精選法

　逐語録から単位化されたラベルは，基本的にはすべて使うのが原則である．しかし実際には，ラベルの数を絞り込まざるを得ない状況もある．たとえば，質的統合法の初心者では，あまりにラベルが多いと，まとめの作業に相当な苦労を要する．そのため筆者は，最初はある程度少ない枚数に絞り込んでから，質的統合法を体験していくことをすすめている．このような場合に，ラベルの絞り込みが役に立つ．

　ラベルの絞り込みは，より多くのラベル活かす精神のもとで以下のような3つの判断基準で行う．

- 問題の軽重の座標軸：重要な問題ほど多くを使い，軽い問題ほど絞り込む
- 問題の既知・未知の座標軸：問題について知らない領域ほどより多くを使い，よく知っている領域ほど絞り込む
- 問題の緩急の座標軸：急がないときほど多くを使い，急ぐときほど絞り込む

　この作業を精選とよぶ．ここでは精選の技術・方法として，川喜田氏が開発した精選法をベースにした，多段ピックアップ法を紹介する．矛盾するようだが，精選では消去法による「減点主義の精神」ではなく，これもあれも活かしたいという「得点主義の精神」でのぞむ．

　データの精選にあたっては，次のような考え方と手続きで行う．

(1) ラベルの総数を数え，絞り込む目標の数を定める．

　通し番号などでラベルを管理しておくと，絞り込みのときに混乱が生じなくて便利である．

表 3-1 データの精選法

N回	3回	2回	1回	No.	データ
		●	●	1	○○○○○○○○○○○.
				2	○○○○○○○○○○○○○○.
			●	3	○○○○○○○○○○○○○○○.
		●	●	4	○○○○○○○○○○○○○.
	●	●	●	5	○○○○○○○○○○.
			●	6	○○○○○○○○○○○○.
				7	○○○○○○○○○○○○○○.
		●	●	8	○○○○○○○○○○.
				9	○○○○○○○○○○○○○.
	●	●	●	10	○○○○○○○○○○○○.
				⋮	
				N	

(2) ほしいラベルを選び出し，表に印をつける

　得点主義で選び出していく場合，いきなり目標の枚数を残すのは難しい．そこで今あるラベルをもとに表を作成し，ほしいものを自由に選んだら印をつけていく（**表3-1**）．これが1回目のピックアップである．このとき，できるだけ違った要素を残すように心がける．

(3) 残ったものにさらに印をつけ，必要な枚数になるまで続ける

　2回目以降のピックアップとなる．残ったラベルを対象に，厳しい目で自由に残したいものを選び，印をつけていく．以下同様にして3回目，4回目と絞り込む．

　個人で行う場合は，何回かピックアップを繰り返し，目標の数に近づいたら最終回とみなして目標の数を選び出す．

　グループでピックアップを行う場合も基本的な要領は同じである．メンバー全員の感性を発揮しながら選び，残したいという意見が少数であっても尊重する．なお，複数人に選ばれたラベルがあっても，表に記入する印は1つにする．同じラベルに複数の印が集まると，重みづけの評価がなされてしまい，その後のピックアップの基準に影響してしまうからである．あくまでラベルの内容から選び出すように注意する．

　何回かピックアップを重ねて目標の数に近づいてきたら，全員均等数の投票権のもとで最終回のピックアップに入る．たとえば，6名いて1人5票とすると，メンバーで順番に1枚ずつ選びながら5周し，30枚を残す．最終回では，ちょうど目標の数になるように，途中で印のつかなくなったものや，後になって残しておきたいと思ったもののピックアップを認めている．

　以上が精選法の手順である．繰り返しになるが，とくに逐語録のような取材データ

は精選せずすべてを使うのが基本原則である．しかし，時と場合によっては便利な方法なので，活用されるとよい．

8 個別分析

A 基本要領

看護は，1人ひとりの患者が対象である．その人を理解し，寄り添うことで看護実践が展開される．そのような根源的な理由もあって，看護研究の多くは患者理解に関するものであり，個別の1事例が基本単位となっている．こうした傾向は他の領域の研究では少なく，看護学ならではの特徴といってもよいだろう．

ここでは，1事例を対象とする個別分析において重要なポイントを説明する．

● 個別分析の単位を明らかにする

当然のことながら，患者理解の研究では，1人ひとりの患者が単位となる．しかし，研究テーマによって変わってくる点にも注意したい．たとえば，最終的にあるグループとあるグループを比較する総合研究を行うつもりであれば，グループ単位の個別分析が必要となる．

● データの数

個別分析のデータ（ラベル）数は，経験的には100枚前後を目安とするとよい．1時間〜1時間半のインタビューで，通常は60〜100枚程度のデータが得られる．大まかな目安として，1分間に1データと覚えておこう．

● データのバラエティ

分析の対象ごとにデータ数が異なるのが通常だが，取材する項目をめぐってデータのバラエティが配慮されていればかまわない．必ずしも目的とするデータがすべて得られるとは限らず，補足的な調査をしても十分でないケースもあるので，充実した取材ができるように心がける．

次のプロセスである総合分析を視野に入れると，何例の個別分析を行えばよいかということが問題となる．先に説明した質的研究における数の問題でもふれたように，筆者は10〜15例が1つの目安になると考えている．修士論文や臨床での研究では，3〜5例のケースもみられるが，それでもある程度は説得力のある結論を得ることができる．

B 教材事例

　　研究者は，14事例の個別分析を行っている（外来教育5事例・長期教育入院4事例・短期教育入院5事例）．ここでは，短期教育入院での1事例で得られた見取図を**図3-6**に示す（柳井田，2006）．

　　研究者は，この時点で質的統合法の集中的な訓練を2回ほど受けていたが，技術的な精度に不安感を抱いた部分について，筆者がきめ細かいスーパーバイズを行った．すべての事例を分析するなかで研究者自身の経験が蓄積され，結果として技術的精度はかなりの水準に高まった．

9 総合分析

A 基本要領

　　総合分析は，個別分析の事例的性格から一歩外に踏み出し，普遍的・法則的性格へと近づくプロセスである．個別分析は事例の論理の抽出と個別性の把握であるのに対して，総合分析はそれらをふまえた理論化の作業となる．

　　総合分析には2つの方法がある．1つは，それぞれの個別分析で集約されたラベルを適切な階層まで展開し，それらすべてを素材（ラベル）として統合する方法である．もう1つは，見取図の論理をもとに統合する方法である．

　　まず，前者の作業要領から説明する．

(1) 個別分析のどの階層を素材にするか設計する

　　グループ編成が完成したラベルを1段ごとに展開する．輪ゴムを外して中味を広げる．多くの場合，展開して2段前の状態まで戻し，その段のラベルと表札を総合分析の素材とする．つまり，5段目でグループ編成が終わっていれば，3段目まで戻して総合分析に用いるということである．

　　もちろん，どんな場合でも機械的に2段前に戻すわけではないが，個別分析の具体性を残しながら，かといって抽象度が高すぎないレベルとしての目安である．

(2) 素材が確定したら，それをラベルとして質的統合法を行う

　　実際の修士論文では5～6事例と，比較的少ない個別分析をもとに総合分析を行うケースも多いが，このときは何段前かにこだわらず，総合分析のための素材が100枚程度になるように展開するのも1つの目安である．一方で，10～15事例ある場合は，150枚程度になってしまうが，少なくとも2段前に戻しておいたほうがよいだろう．統合分析において適切な素材の数については研究の途上にある．あくまで目安と

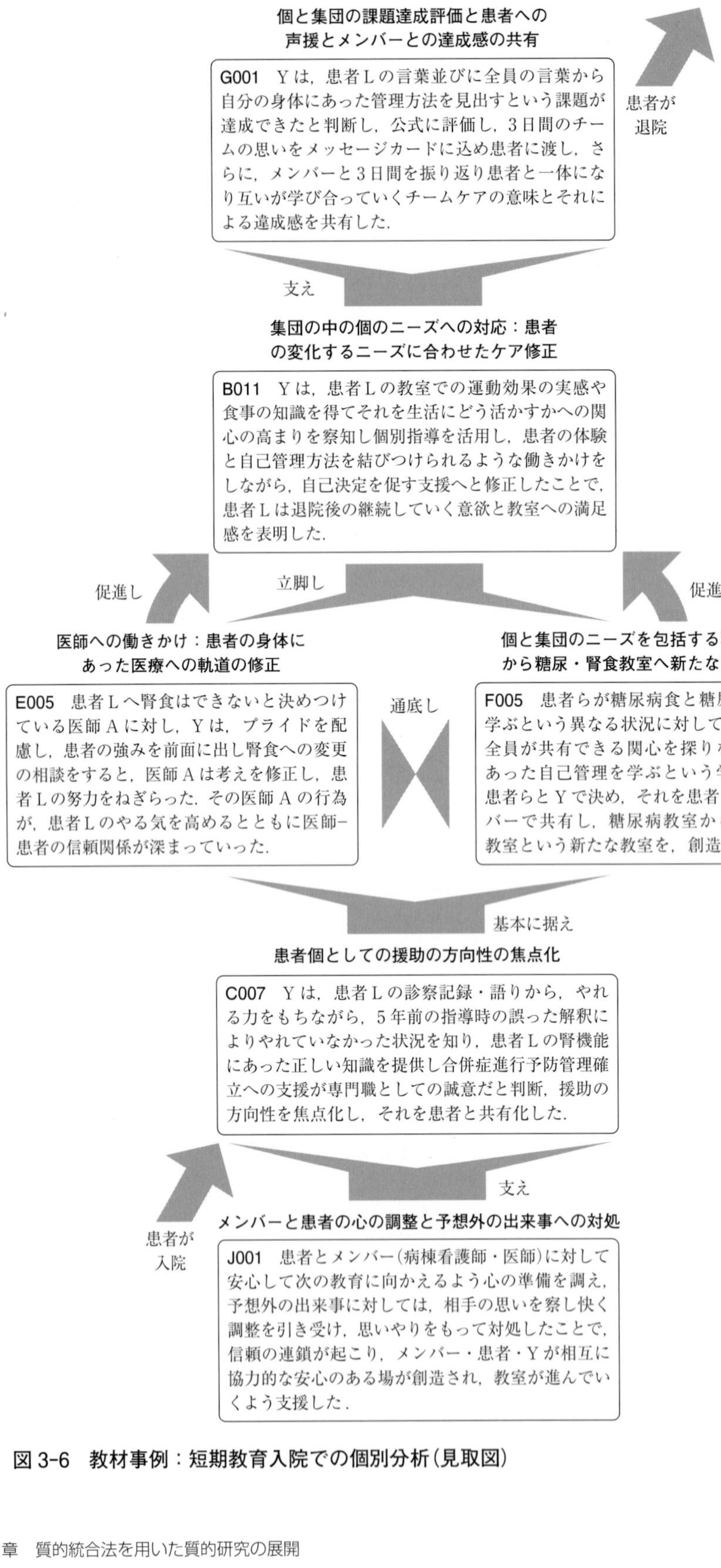

個と集団の課題達成評価と患者への声援とメンバーとの達成感の共有

G001　Yは，患者Lの言葉並びに全員の言葉から自分の身体にあった管理方法を見出すという課題が達成できたと判断し，公式に評価し，3日間のチームの思いをメッセージカードに込め患者に渡し，さらに，メンバーと3日間を振り返り患者と一体になり互いが学び合っていくチームケアの意味とそれによる達成感を共有した．

↑ 患者が退院

↓ 支え

集団の中の個のニーズへの対応：患者の変化するニーズに合わせたケア修正

B011　Yは，患者Lの教室での運動効果の実感や食事の知識を得てそれを生活にどう活かすかへの関心の高まりを察知し個別指導を活用し，患者の体験と自己管理方法を結びつけられるような働きかけをしながら，自己決定を促す支援へと修正したことで，患者Lは退院後の継続していく意欲と教室への満足感を表明した．

促進し　立脚し　促進し

医師への働きかけ：患者の身体にあった医療への軌道の修正

E005　患者Lへ腎食はできないと決めつけている医師Aに対し，Yは，プライドを配慮し，患者の強みを前面に出し腎食への変更の相談をすると，医師Aは考えを修正し，患者Lの努力をねぎらった．その医師Aの行為が，患者Lのやる気を高めるとともに医師-患者の信頼関係が深まっていった．

個と集団のニーズを包括する糖尿病教室から糖尿・腎食教室へ新たな軌道の創造

F005　患者らが糖尿病食と糖尿病腎症食を学ぶという異なる状況に対して，Yは，患者全員が共有できる関心を探りながら身体にあった自己管理を学ぶという学習テーマを患者らとYで決め，それを患者らとYとメンバーで共有し，糖尿病教室から糖尿・腎食教室という新たな教室を，創造していった．

通底し

↓ 基本に据え

患者個としての援助の方向性の焦点化

C007　Yは，患者Lの診察記録・語りから，やれる力をもちながら，5年前の指導時の誤った解釈によりやれていなかった状況を知り，患者Lの腎機能にあった正しい知識を提供し合併症進行予防管理確立への支援が専門職としての誠意だと判断，援助の方向性を焦点化し，それを患者と共有化した．

↑ 支え

患者が入院

メンバーと患者の心の調整と予想外の出来事への対処

J001　患者とメンバー（病棟看護師・医師）に対して安心して次の教育に向かえるよう心の準備を調え，予想外の出来事に対しては，相手の思いを察し快く調整を引き受け，思いやりをもって対処したことで，信頼の連鎖が起こり，メンバー・患者・Yが相互に協力的な安心のある場が創造され，教室が進んでいくよう支援した．

図3-6　教材事例：短期教育入院での個別分析（見取図）

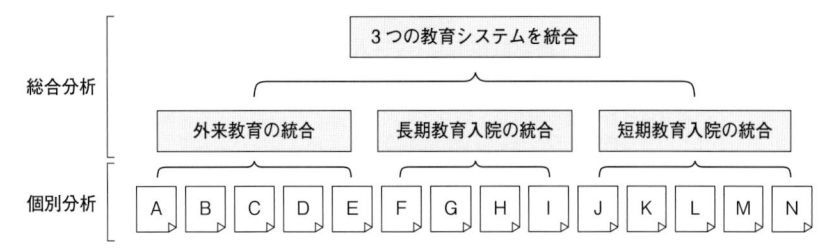

図3-7 教材事例：個別分析と2段階の総合分析

して考えてほしい．

もう1つの総合分析の方法である，見取図の論理をもとに統合する方法について，基本要領は次のようになる．

(1) 個別分析の見取図をもとに論理を抽出する

見取図から浮かび上がった論理を，一文単位に表現して書き出す．この記述文を素材にする．論理の抽出については，第1章(15〜19ページ)や第2章(57〜73ページ)で示したとおりである．

(2) 素材が確定したら，それをラベルとして質的統合法を行う

後者の方式は，まだ本格的な実践例は少ないが，従来の方法よりは総合分析の負担が少なく，理論の構築もしやすくなるというメリットがある．

とはいえ，どちらの方法が優れているというわけではなく，それぞれに一長一短がある．うまく使い分け，互いに補っていくための方法を模索することが，今後の研究課題である．

B 教材事例

研究では，見取図からラベルを展開させる方式で総合分析方法を行った．図3-7で示すような2段階の総合分析を行っている．

第1段階では，外来教育(A〜E)・長期教育入院(F〜I)・短期教育入院(J〜N)という枠組みのなかで，それぞれの個別分析に対して総合分析を行っている．その結果，外来教育では「個を視点とした調整行為」が，長期入院では「個と組織全体を視点にシステムづくりを含めた調整行為」が，短期教育入院では「個と集団を視点に集団力を活用した調整行為」が論理として浮かび上がったとしている．

さらに第2段階として，これらすべてを総合して調整行為全体の論理構造を明らかにするための総合分析を行っている．その結果として完成した見取図(図3-8)をもとに，論文では次のように記述されている(柳井田，2006)

　　図に示すように，調整行為の構造は，援助ニーズの察知・援助課題・方向性の焦点化・ケア展開・評価・修正する「課題達成プロセスの促進行為」と，

終結行為：
調整達成の確認とチーム文化の共有

> E005　Yは，短期入院の場合は患者の個と集団を視点に，長期入院・外来の場合は患者の個を視点に，客観データやメンバーの言葉・相互関係の変化といった指標から，援助課題が達成され，その人らしさが発揮され自律に向かっていると評価し，チームケアの終了・修正・継続の最終判断をしケア調整をした．そして，かかわったメンバーで経験を語り合い，患者の課題を達成していくなかで互いに成長していくチームケアの意味や感動を分かち合いながら，患者・メンバー・チームの成長を実感し合った．

↑ 教育終了へ

信頼のある人間関係形成行為：
患者どうし・患者と家族・Yとメンバー・メンバーと患者・患者とYの相互信頼促進

> G002　Yは，患者とYとの信頼関係づくりだけでなく，患者をとりまく人々を視点に，患者同士，患者と家族，メンバーとY，患者とメンバーへの信頼関係を形成するなかで，最初Yに「依存した関係」から「自立した関係」へ，さらに信頼が深まり患者やメンバーの言葉がわたしからわたしたちに変化し「自立した相互協力関係」へ発展していった．

そして心的側面では　↑ 立脚し　　　立脚し ↑　そして心的側面では

課題達成プロセス促進行為： **援助ニーズの察知・援助課題・方向性の焦点化・** **ケア展開・評価・修正**	**チーム文化形成行為：** **Yと患者が築いたチーム文化を** **メンバーにつなぐ**
J001　Yは，カルテ情報や語りから援助ニーズを察知し，優先すべきことと介入の糸口になるものを査定し，短期入院の場では個と集団を，長期入院の場では個と組織を，外来教育では個を視点に援助課題・方向性を焦点化し，それを患者と共有していた．そして，ケアを展開するなかで新たに生じた援助課題に対して必要なメンバーへ情報を伝え相談し依頼をすることや，Yが直接ケアしながら，課題達成に向かっているか評価し，ケアの修正をしていった．	H002　患者が自由に語り主体性を発揮できる場を創りたいという価値をもったYが患者に沿ってかかわるなかで，患者と共有した場，経験，情報，価値を通してつくり出された互いを尊重し学び合うチーム文化を，「患者とY」の関係だけでなくメンバーへ伝えるために，患者とメンバーの互いのよさを伝えながら「患者・メンバー・Y」の3者で場を共有し，Yが患者とメンバーの相互関係をみてさりげなく支援しながら「患者とメンバー」の2者関係へつないでいった．

そして知的側面では　↓ 立脚し　連動し　立脚し ↓　そして知的側面では

カンファレンス機能発揮促進行為：
患者ケアのための情報共有と知の創造

> F008　Yは，定期的なカンファレンスでは事前にメンバーと打ち合わせをして，患者のニーズ・教育システム上の課題の確認をし，カンファレンスの場では，メンバー間の調和をはかりながら患者の思いやメンバーの意見を他のメンバーに受け入れやすいように配慮し，患者にあったケアについて討議し，支援方法をメンバーで共有し，それを患者に伝えた．定期カンファレンス以外に話し合いが必要と判断した場合は，かかわるメンバーでそのつどカンファレンスを開催し，アイデアを出し合い患者ケアの方向性を共有し，その内容を他のメンバーに伝達した．

↑ そして　　教育プロセス　　立脚し ↑

安心のある学習環境の創造行為：
患者・メンバーの心と場の整備

> I002　患者とメンバーが教育を通し成長できるよう，教育開始前は環境整備や患者との相互作用を配慮して人の配置を工夫し，教育開始後は安心して次の教育にのぞめるように患者に対しては心の準備を整え，メンバーに対しては心と技の準備を整え，予想外の出来事に対応しながら全体の効率性や時間配分を工夫しながら，患者・メンバーが安心して学べる環境を整えた．

教育開始

図 3-8　教材事例：3つの教育システムを統合した総合分析（見取図）

Yと患者が築いたチーム文化をメンバーへつなぐ「チーム文化形成行為」の2つの行為を基盤に，患者に適したケアのための情報共有と知の創造を促す「カンファレンス機能発揮促進行為」と，患者同士・患者と家族・Yとメンバー・メンバーと患者の相互信頼を促進する「信頼のある人間関係形成行為」が両面で支えている．
　　　この4つの行為が連動し効果的に機能することにより，課題達成の確認とチーム文化を共有する「終結行為」に向かう．
　　　これらのプロセスを支えているのが，患者・メンバーの心と場の整備をする「安心のある学習環境の創造行為」であった．

　研究者は，このような調整行為の要素が互いに絡み合い，連動しながら終結するという構図を描くことができた．
　このとき筆者は，各総合分析の見取図の空間配置の技術的精度についてコメントし，必要に応じてサンプルとなる図解を作成した．研究者はそれを参考に，現場実感の角度から鮮やかな見取図を完成させている．

C 04 理論からみた理論化

　繰り返しになるが，総合分析は個別分析から得られたデータに内在する論理を浮上させ，理論化をはかる作業である．ここでの理論とは，それぞれの個別事例がもつ論理に共通する，より普遍性の高い論理のことをさす．
　このような，個別分析から総合分析に向かうことで論理から理論化が生じる過程をイメージする際に，第2章で紹介した04理論（46～49ページ）がふたたび役に立つ．
　すでに説明したように，すべてのラベルと表札は，04理論に基づく意味の構造モデルを備えている．このうち，表札は複数の意味構造から単数の意味構造へと変換する過程を経ている．こうした質的統合法の内部構造を示したのが図3-9である．最上部にあるのがグループ編成により浮かび上がった論理であり，これもやはり04理論に基づく構造をもっている．そして，総合分析から得られた論理もまた04理論に基づく構造をもつことになる．
　このように考えると，04理論は，普遍性・法則性につながる論理，さらには各論理間に共通する理論を構築する構造を，潜在的に備えているといえるだろう．
　なお，04理論の構成要素についても第2章で述べたが，それらが総合分析においてどのような役割を果たしているのかをまとめたのが図3-10である．抽象的な表現になるが，ここでは総合分析を，各個別事例という「複数の固体」から「新しい個体」を創造するプロセスとしてとらえ，0～4番の機能とその背景にある考え方を示している．
　0番は，集まった全体感をシンボリックに表現することから，集まった個体群が新たに形成する「新しい個体の命の発見」の機能をもつ．この背景にある考え方は，「命性把握思考」である．
　1番は，主題・対象・事柄となる要素を名詞的にとらえるので，「新しい個体の命の抽出と命名」という機能にあたる．2番は，1番を動詞的に規定するので，「新しい

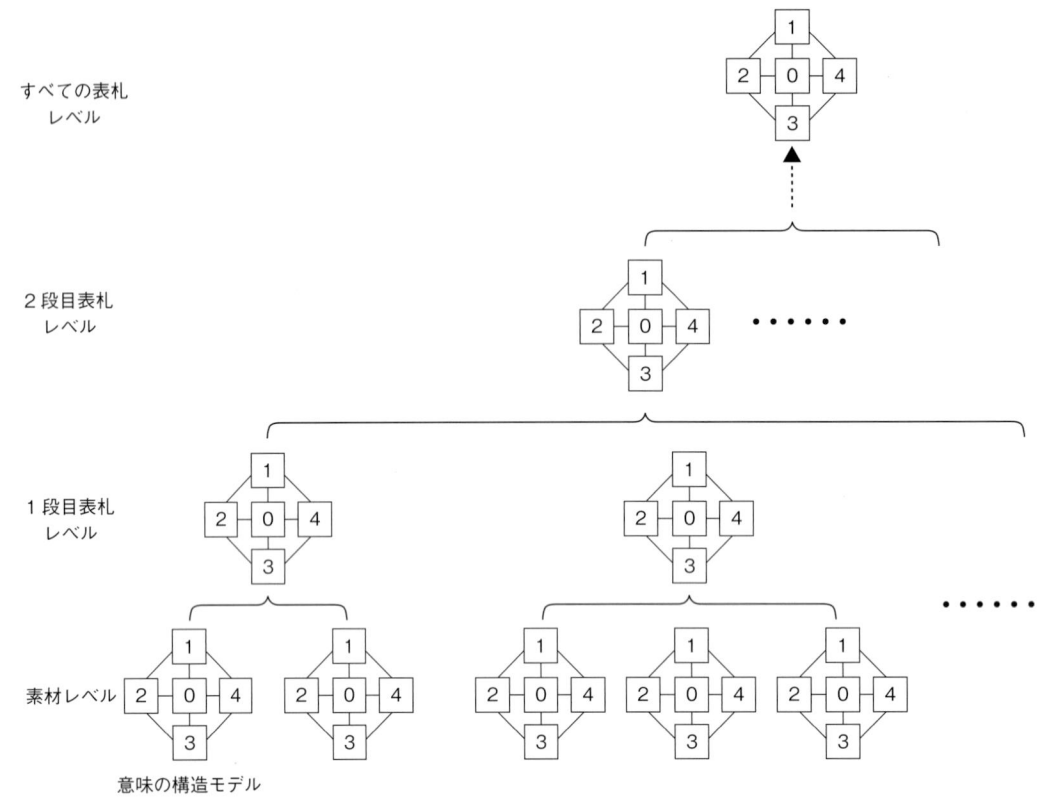

図 3-9　04 理論に基づく意味の構造モデルと質的統合法の構造

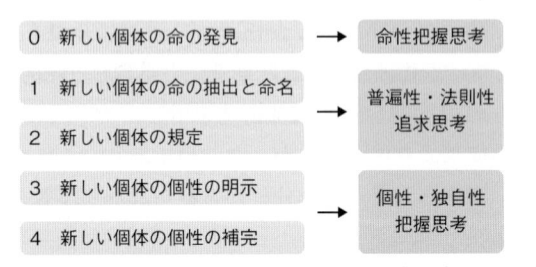

図 3-10　理論化において 04 理論の構成要素が果たす機能

0　新しい個体の命の発見　→　命性把握思考
1　新しい個体の命の抽出と命名　→　普遍性・法則性追求思考
2　新しい個体の規定
3　新しい個体の個性の明示　→　個性・独自性把握思考
4　新しい個体の個性の補完

個体の規定」である．「新しい個体」の大枠を定める1番と2番の背景には，「普遍性・法則性追求思考」がはたらくこととなる．

　3番は，1番と2番がどんなふうであるかを修飾語的に示すので，「新しい個体の個性の明示」という機能をもつ．そして4番は，漏れ落ちた要素を付け加えることになるので，「新しい個体の個性の補完」としてはたらく．「新しい個体」の個性を付け加える3番と4番の背景にあるのは，「個性・独自性把握思考」である．

　このように，04理論は個性・独自性の把握を捨象することなく普遍性・法則性に

迫ろうとする思考構造をもっている．まさに実態の論理，さらには実態の理論を構築する仕組みそのものである．そして，0～4番までを総合してとらえることこそが，「実態把握思考」なのである．

10 個別分析比較

A 基本要領

総合分析を行わず，個別分析の結果を一覧表にして比較・検討できるようにする方法である．個別分析でのシンボルマークを素材に，マトリックス(すなわち表)上で一覧にする．

(1) 個別分析比較のためのマトリックスを作成する
最初の列は「共通項目表示欄」，2番目の列からを「個別分析欄」とする．

(2) 個別分析欄に個別分析で得られたシンボルマークを記入する
個別分析の列に対応するように記入する．個別分析間で共通する内容や類似する内容があれば，同一の行に記入する．

(3) 共通・類似する内容をもとに共通項目表示欄のタイトルを記入する
共通する内容や類似する内容の行をまとめた名称として，共通項目表示欄のタイトルを記入する．マトリックスを眺めながら，個別分析間の相似点・相違点の特徴を読み取って考察する．

B 教材事例

研究では個別分析比較を行っていないが，外来教育・長期教育入院・短期教育入院の総合分析の結果に基づく比較表を作成している．個別分析比較でつくるマトリックスと基本的な構造が同じであるので，参考のために**表 3-2** で示す(柳井田，2006)．

なお，この事例での共通項目表示欄のタイトルは，個別分析で得られたシンボルマークの「事柄」の表現を，個別分析欄はシンボルマークの「エッセンス」をもとに作成している．これは，個別分析間で「事柄」の表現に共通性があり，共通項目表示欄のタイトルとしても適切なものであったためである．場合によってはこのようにはならず，シンボルマークを比較検討するなかから共通項目を探っていくことも多いので，注意したい．

表 3-2 教材事例：教育システム別の統合分析の比較表

外来教育	長期教育入院	短期教育入院
課題達成プロセス促進行為		
優先すべきことへの即座の対応と個別ケアの展開	個の援助課題を焦点化し，個と組織を視点に援助の方法を決め，ケア展開し評価・修正する	個と集団のニーズに沿った教室の創造
信頼のある人間関係形成行為		
患者とY・患者と家族・メンバーと患者の相互信頼促進	患者同士・患者と家族・Yと患者・Yとメンバー・メンバーと患者の相互信頼促進	患者同士の共通関心から関係性の発展を促す
カンファレンス機能発揮促進行為		
即座のカンファレンスと定期カンファレンスの準備と支援	システムづくりのためのアイデアと患者ケアのための知の創造	必要に応じてかかわるメンバーで患者にあった教室の方向性を検討する
チーム文化形成行為		
Yと患者が築いたチーム文化をメンバーへつなぐ	Yと患者が築いたチーム文化をメンバーへつなぐ	Yと患者らが築いたチーム文化をメンバーへつなぐ
終結行為		
課題達成の確認とチーム文化の共有	課題達成の確認とチーム文化の共有	課題達成の確認とチーム文化の共有
安心のある学習環境の創造行為		
教育に向かう心と技の準備を整えるメンバーへの教育的支援	患者・メンバーの心と場の整備	患者・メンバーの心と場の整備

11 考察

A 基本要領

　　質的研究の論文をみていると，何をどう考察するかという点で，共通した指針があるわけではなさそうだ．用いる研究の方法や研究者によって，さまざまな考え方が成り立つが，ここでは質的統合法を用いた場合の考察の方法について説明する．

(1) 考察のための図解を準備する
　　総合分析の見取図だけでなく本図解も準備しておく．元ラベルが多い場合は概要図と細部図を用いる．

(2) 考察点を明らかにする
　　考察点を明らかにするためには，以下のような観点から図解を検討するとよい．
　　・問題意識の箇条書き（または問題意識地図）との比較
　　・先行研究の箇条書き（または先行研究地図）との比較
　　・個別分析の結果と総合分析の結果の文章化（下原稿の作成）

図解の比較や下原稿の作成の過程で得られた，疑問点や違和感，納得のいく点などを書き出す．そして，考察の視点や研究疑問を再整理し，考察点を明確にする．

(3) なぜなぜ問答によって考察点を究明する

図解の該当箇所を鑑賞しながら，なぜなぜ問答を得心がいくまで行う．場合によっては，先行研究の箇条書き（または先行研究地図）も参照して，さらに必要な文献にあたる．また，それまでの現場での実践経験や見聞情報も動員しながら，考察を深める．研究者の仲間や同僚，指導教官とも意見交換しながら考察を深めていくことも重要である．

(4) 仮説的な解釈を組み立てる

得心のいく解釈について，論拠をあげながらストーリーを組み立て考察文を書く．

考察を進めるための思考方法として，筆者はコスモス法という考察法を開発している．詳細については本書では割愛するが，コラム5(137〜138ページ)で概要を紹介する．

B 教材事例

繰り返しになるが，この研究では「多職種で構成される糖尿病チームケアにおける看護師の調整行為とその構造を明らかにする」ことを目的に，調整行為の要素と構造について考察を行っている．

調整行為の要素については，3つの教育システム（外来教育・短期教育入院・長期教育入院）における調整行為を質的統合法により分析した結果，【課題達成プロセス促進行為】【チーム文化形成行為】【信頼のある人間関係形成行為】【カンファレンス機能発揮促進行為】【終結行為】【安心のある学習環境の創造行為】の6つを抽出し，各要素について考察している．

構造については，図3-8で位置づけられた6つの要素の関係性，看護師が調整行為を行う意義，看護師の行うチームケアの調整での構造図の有用性の3点について考察している．

ここでは，調整行為の要素【課題達成プロセス促進行為】について，実際の考察文を紹介する（柳井田，2006）．

> 本研究結果で得られた【課題達成プロセス促進行為】は，患者の表情や言葉，雰囲気などから援助ニーズを察知し，援助課題・方向性を焦点化し，それを患者と共有し，援助課題にあわせてケアを展開する．そして，患者は課題の達成に向かっているかということと，ケア方法が患者に適しているかということを評価しながら，変化する患者のニーズや課題に応じて必要な職種にはたらきかけることでケアを修正していくものであり，この一連のプロセスにより，援助課題の達成を導くことをめざした行為であった．
> ……(中略)……

本研究で得られた【課題達成プロセス促進行為】がWiedenbachの述べる看護実践構成要素ならびに正木の述べる看護判断プロセスの要素を網羅していたことは，つまり【課題達成プロセス促進行為】は患者のニーズに沿ってケアをしていくという看護師の実践や判断を含むものであるといえる．このことは，【課題達成プロセス促進行為】は，多職種で構成される糖尿病チームケアにおいて，変化に沿い，変化するニーズを瞬時にとらえ必要なケアを提供するという看護の実践を特徴づける行為ということができるだろう．

　先行研究との関係から，この研究がどこに新たな価値を加えているかが考察されている．考察の視点はこのような角度からだけではないが，書き方の例として参考にするとよい．

C 考察の意義

　分析が終わっただけでは論文執筆には至らない．むしろ，分析と考察は1セットであると考えておきたい．このことを示すエピソードを紹介しよう．
　かつて川喜田氏は，ネパールでの民族学的調査を行った際，現場で得たバラバラな断片情報からKJ法によって実態を把握し，学術報告書として文章化する過程で，さまざまな疑問や解釈や発想が生まれたという．これこそが考察の作業であり，KJ法や質的統合法においては必然的に生じるプロセスなのである．
　なお，川喜田氏はこのとき生じた疑問や解釈や発想をKJ法で組み立てることで，現地の社会や文化の本質のさらなる理解へとつながったと語っている．このように，考察のプロセスは，新たな研究へとつなげるための道標にもなる．
　考察は，研究だけでなく現実的な問題解決のプロセスにおいても必要となる．
　第1章でふれたW型問題解決モデル(図1-1，3ページ)で，データをして語らしめる(C→D)ことで実態把握ができたとしても，なぜそのようになっているのか，原因は何なのか，本当の問題は何なのか，といった疑問がしばしば発生する．そうなると，この疑問を解かないと評価・決断(D)ができず，解決策としての構想計画(D→E)に移ることができない．考察を抜きにしては問題解決がはかれないのである．
　考察にあたっては，次のような着眼点が重要になる．

- 原因を探る
- 真の問題点を探る
- 普遍性・法則性を探る
- 個性・独自性を探る
- 可能性としての未来の動きを探る(未来予測)
- 困ったり問題だったりする状況の存在の意味を探る
- 小さなことも見逃さずに探る(一寸の虫にも五分の魂)

```
①論文要旨
②序論(研究テーマに至る研究者の問題意識,研究の意義)
③目的
④先行研究
⑤用語の定義
⑥研究方法
⑦研究結果
⑧考察
⑨研究の意義と限界,今後の課題
⑩結論
⑪謝辞
⑫引用文献
```

図 3-11　論文作成における基本的な構成

12 論文執筆

A 基本要領

　論文の構成は,学会などで様式に多少の差異はあるにしても,基本は共通している.ここでは基本的な構成を整理しておく(図 3-11).とくに重要な項目について,執筆の際のポイントを示す.

- 目的
　問題意識の箇条書き(または問題意識地図)と先行研究内容の箇条書き(または先行研究地図)を下敷きに書く.

- 先行研究
　先行研究の箇条書き(または先行研究地図)を下敷きにして書く.

- 研究方法
　研究対象,データ収集施設,データ収集期間,データ収集方法,倫理的配慮,データ分析方法,スーパーバイズなどについてふれる.フィールド調査の計画から記録までのプロセスで決めたことを記述する.

- 研究結果
　個別分析と総合分析の構造図をもとにわかりやすく実態を解説する.必要に応じ模式図(シンボルモデル図など)を作成し,第三者にも構造内容がわかるように工夫する.

- 考察
　多くの研究では,とことん考えつくした後に筆をとるのが通例のようだ.考察法の

コスモス法を用いると，考察図をもとにそれを解説する形で容易に書くことができる．詳細はコラム5(137～138ページ)を参照．

　下原稿ができたら，研究仲間や指導教官に読んでもらってアドバイスを受けながら，質を高める推敲作業を行う．
　なお，質的統合法に固有の論文執筆の要領が特別にあるわけではないが，見取図や本図解をどのように記述するかという点については，工夫を要する．基本的には第2章で説明した文章化(74～77ページ)の要領に準じるが，論文執筆という観点から改めてポイントを説明する．

● ストーリーとしての流れを重視する
　構造図は空間的に関係を表示しているが，これを文章化する際は，時間的に関係を表示し直す必要がある．1本のストーリーとしてつづるように執筆する．

● できるだけすべてのラベルを活かしながらストーリーをつづる
　ストーリーを構成する際には，外側の階層から内側の元ラベルに向かって説明していく方法と，元ラベルからいちばん外側に向かって説明していく方法がある．両者の方法を織り交ぜながら，ストーリーに綴る．もちろん，論文では誌面の制約上，典型的な元ラベルしか紹介できないので，その選択は十分吟味して文章のなかに織り交ぜる．

● 重複した表現を省いてストーリーをすっきりさせる
　各階層の表札やラベルを使いながら文章化をはかるが，表現が重複するケースが少なくない．重複を省き，簡潔な構成を心がける．

● 図解の解説と発想・解釈を読者が明確に峻別できるようにする
　ストーリーにつづる過程で，さまざまな解釈や発想が湧いてくる．構造図の内容の解説とそこから啓発されて発生してくる解釈・発想は，読者から識別できるように表現しながら，文章化をはかる．

● 図解のどこから抜粋したのかを明らかにする
　論文の記述方式にもよるが，原則として記述内容が，シンボルマーク，表札，元ラベルのどれであるかがわかるように表示する．とくに，取材した生データである元ラベルは，そのことがわかるようにカギ括弧などで表示し，本文とは明確に区別する．

B 教材事例

　ここでは，図解からの論文のつづり方を例示したい．ここでは柳井田氏の論文から離れ，よりシンプルな教材事例として，山浦(2008)の小論文『北京大学看護学院教員・院生の研修体験感想から浮かび上がる質的統合法(KJ法)の姿』の一部を紹介する．

B011 質的統合法(KJ法)は,体得には理論から入るのではなく大量の練習と絶え間ない実践が必須で,その結果として理論の理解も深まる方法である.

実践的学習

072 質的統合法(KJ法)の具体的な作業を体験してからこの方法の難しさと技術を感じ取りました.(15)

A015 質的統合法(KJ法)を本当に体得するには,大量の練習と絶え間ない実践が必須だということに気づいた.

075 要するに,今回の活動は非常に合理的です.とりわけ,実践的な学習はもっとよいと思います.少し不足していることは第1日目の理論に関する講義がもし直接この主題に入ると時間の節約もできるし,私たちも質的統合法(KJ法)の理論をより深く学ぶことができると思うからです.(15)

そしてさらに

060 学習中,理論的な内容はわかりましたが,実際の分析においてはやはり困難が多く存在していると感じています.だから,質的統合法(KJ法)を本当に身につけるためには大量の練習が必須だということに気づきました.これも私の努力していく方向です.(12)

090 分析者は事前のトレーニングと学習を経て質的統合法(KJ法)の核心とエッセンスを掌握してからこそ実践できます.(19)

069 絶えず実践していくうちに質的統合法(KJ法)を正確に掌握することができるのだろうと感じました.(14)

030 今回は不都合で実際の作業ができなかったです.でも,考え方がわかりました.今後,必ず自分で分析します.(05)

経験量蓄積

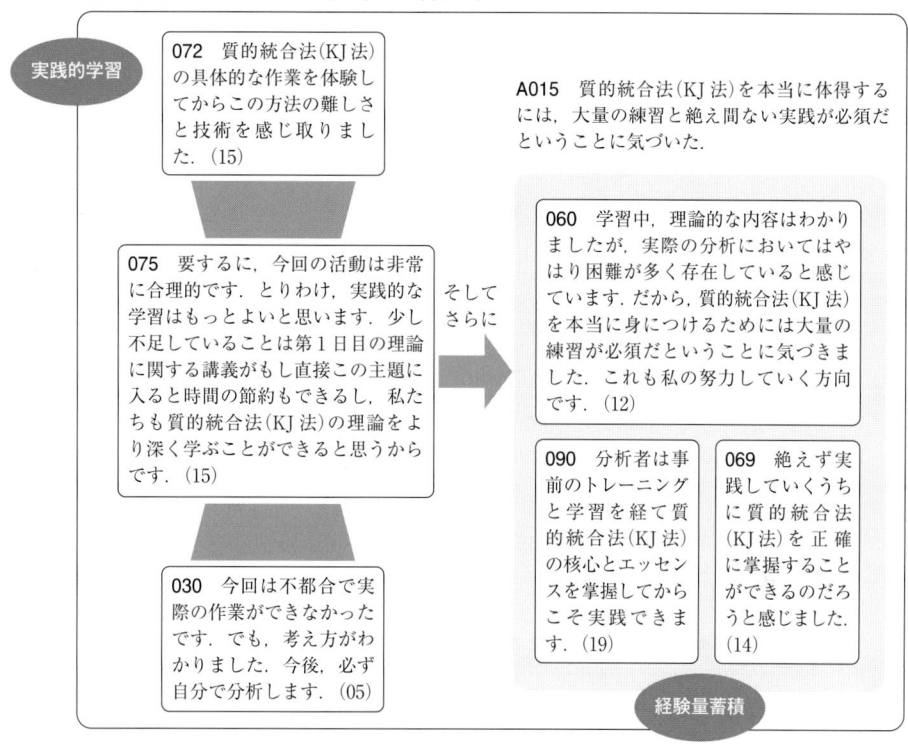

図3-12 教材事例:北京大学看護学院教員・院生の研修体験感想から浮かび上がる質的統合法の姿と質的研究の道筋(部分)

他者の指導(スーパーバイザー) ⇔ 研究者本人の経験量の蓄積

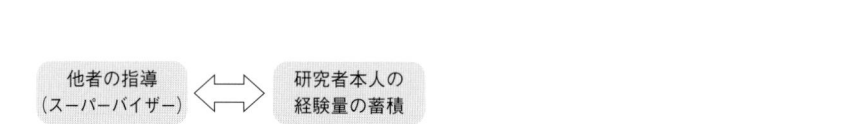

図3-13 教材事例:質的統合法の精度を高める2大要素

以下は,図3-12の見取図を論文上のストーリーとして示したものである.

■研究者本人の経験と他者の指導の両輪構造による精度の向上

こうした点(信頼性の保証が課題)について,その課題を克服する具体的方策として「研究者本人の絶え間ない経験の蓄積と他者の指導の両輪構造による精度の向上」があげられる.

そのためにも,まずは何をおいても「実践的学習」と「経験量蓄積」が必要であることが多くの感想から得られている.

「理論はわかりましたが,実際の分析においてはやはり困難が多く存在していると感じています.だからこそ,質的統合法(KJ法)を本当に身につけるためには大量の練習が必須だということに気づきました(12)」

12 論文執筆

「分析者は事前のトレーニングと学習を欠かさず，質的統合法(KJ法)の核心とエッセンスを掌握してからこそ，実践できます(19)」

「絶えず実践していくうちに質的統合法(KJ法)を正確に掌握することができるのだろうと感じました(14)」

また同時に，実践することから生まれる新たな困難にも直面している．

「質的統合法(KJ法)の具体的な作業を体験してからこの方法の難しさと技術を感じ取りました(15)」

そしてそこに「他者指導」やスーパーバイザーの存在の重要性も感じ取っている．

「質的研究をよりよくするため，また客観性を保ち，多くの人に認知される結果を得るためにも，データ分析の際，外部の方が研究者よりもある程度の優勢を保つべきであると感じました(21)」

以上の経過を模式図にして示す[本書では図3-13参照]．

質的統合法は，質的研究のなかで「主観性の放棄により多様性に語らせる直観的帰納的思惟法」として有効に機能させるためにも，「研究者と他者の両輪による精度の向上」に向けた努力が不可欠だといえよう．

C データ処理プロセスの追認・検証

教材事例で示した記述方法では，紙面の制約上，構造図にあるすべての生の声を根拠として使用することはできない．医療人類学者・波平恵美子氏は『質的研究の方法』で文化人類学者・小田博志氏との対談のなかで，同様の指摘をしている（波平・小田 2010）．

> 私の論文で使われているエピソードは決して，たまたまあったからとか，思いつきで恣意的に取り上げてはいないのです．それを示すためには，これだけのデータをもっています．これだけのデータの分析の結果，こういう構造あるいは関係性を見つけ出しています．それを説明するために，このエピソードを使っています，と本当は1つひとつ書くのがいいんでしょうけれど，時間的にも紙数的にも無理です．また誰もそんなものは読まないと思うのです．

論文の記述では，このようなことを念頭に入れつつ，質的統合法によって浮上した構造や関係を的確に論証できるような生データを選択するとよい．

さらに波平氏は，以下のように続けている（波平・小田 2010）．

> レヴィ＝ストロースは，そういうことを大変丁寧に神話の構造分析などでやっているわけです．あの記述の厚みというのは，それに手を抜かなかったということなんですよね．彼の仕事が人に理解されるようになってもやり続けたというのが，愚直といえば愚直ですし，それこそがレヴィ＝ストロースだと私は思うのですが．

川喜田氏がかつて行ったネパールでの学術調査は，このようなレヴィ＝ストロースの執筆姿勢に通じるところがあるように思う．川喜田氏は，現地でのデータカードの記録をもとにラベル化し，模造紙で100枚を超える図解を，KJ法を駆使して作成した．その図解をもとに，必要に応じで執筆場面に関連する元ラベルに対応したデータカードを取り出し，タイプライターをたたいていたことを思い出す．データカードの内容を写し取りつつ，複数のラベルから発想を刺激されながら，解釈と発想を織り交ぜて，緻密な実態の論述を進めたのである(Kawakita, 1974)．

　改めてその報告書を熟読すると，図解が示唆している理論の仮説について，根拠となるデータとして元ラベルをあげていくことの重要性を痛感する．

　一方で，学術誌に掲載する論文には，誌面の制約がある．質的統合法で扱うラベルは，個別分析でも100枚前後となる．しかも個別分析は5～15例となり，ラベルの総計は相当数になる．現実問題としてどう生のデータを活かして実態を語るかは，波平氏も示唆しているように難しい課題である．

　現在，多くの質的研究の論文スタイルは，分量も含めてかなりの部分で自然科学系の論文を踏襲していると推測される．こうしたなかで，質的研究独自の論文スタイルを確立させるということはできないだろうか．

　もちろん，現在の論文スタイルを一朝一夕で変えることは困難で，膨大な記録をすべて誌面に掲載することも現実的ではない．しかし，質的研究においては，論文の内容と連動する形で，データ処理のプロセスの追認・検証可能な仕組みを用意することが不可欠である．それは，質的研究が科学的研究であるための前提条件でもある．

　一案として筆者は，個別分析や総合分析の本図解をweb上で閲覧できるシステムの構築を考えている．もちろん個人情報の保護や倫理的な配慮を行い，閲覧可能なメンバーシップを確定したうえでの運用が前提となる．こうした取り組みにより，生のデータにさかのぼって理論構築の議論が成り立ち，質的研究が格段に前進するのではないだろうか．

13　研究発表

A　基本要領

　質的統合法の利点の1つは，取材した生データまで一覧化した図解を示すことができるという点である．研究発表では，その利点をうまく活かすようにしたい．もちろん，限られた時間のなかで生データにまで言及することは，難しさも伴う．どのような進め方が効果的なのかは明確な答えはなく，筆者にとっても研究の途上にある．

　おおまかな作業要領は次のようになる．

(1) 発表のシナリオを作成する

一般的な発表の骨子は以下に示される．
- 研究テーマと研究目的，および何を解明しようとしているか
- なぜその研究テーマとなったのかの理由と研究の意義
- 研究方法（研究対象，データ収集施設，データ収集期間，データの収集方法，倫理的配慮，データの分析方法，スーパーバイズ）
- 分析結果（個別分析と総合分析）
- 考察
- 結論と今後の課題

(2) 見取図またはシンボルモデル図を基本に解説する

　質的統合法によってできあがった見取図を基本にして解説する．あるいは，見取図をもとに模式図化したシンボルモデルを基本に解説するとよい．象徴的な元ラベルを提示しながら説明すると，説得力が高まる．

　必要に応じて，構造図のなかの重要なポイントを模式図（シンボルモデル図など）にして提示するとよい．また，PowerPointで説明する場合は，見取図の該当する箇所からアニメーション機能を使って元ラベルを提示するといった，視覚にうったえるようにする．

　学会でのポスターセッションの発表の場合は，模造紙の図解をメインに据えて発表内容の骨子をシンプルにまとめた結論文を補足する．

　口頭発表のプレゼンテーションでは，見取図とサンプル的な元ラベルの紹介しかできないので，もし可能であれば模造紙大の本図解を掲示し，閲覧できるようにするとよい．このとき本図解の一部に，簡潔な解説文を添えるとよい．閲覧者は，解説文を読むことで構造図を理解しやすくなる．

　なお，本章で用いた事例とその解説については，柳井田恭子氏から提供を受けた．

文献

1) 有馬朗人監修(2000)．研究者．東京図書．
2) 有馬朗人監修(2001)．研究力．東京図書．
3) Kawakita J.(1974). The Hill Magars and their Neighbours -Hill Peoples Surrounding the Ganges Plain. Toukai University Press.
4) 川喜田二郎(1977)．ひろばの創造．中央公論社，pp.63-69.
5) 正木治恵・山浦晴男(2008)．質的統合法(KJ法)を用いた修士論文指導時の気づき．看護研究，41(2)．医学書院，pp.131-136.
6) 柳井田恭子(2008)．修論「糖尿病チームケアにおける看護師の調整行為と構造化」の解説と質的統合法（KJ法）による分析．看護研究，41(2)．医学書院，pp.111-112.
7) 柳井田恭子(2006)．糖尿病チームケアにおける看護師の調整行為と構造化，平成18年度千葉大学大学院修士論文．pp.72, 77, 100-101, 112-113.

8）山浦晴男（2008）．北京大学看護学院教員・院生の研修体験感想から浮かび上がる質的統合法（KJ法）の姿―民族による受け止め方の違いと質的研究法としての有効性の解明．看護研究，41(1)，医学書院，pp.33-48.
9）波平恵美子・小田博志（2010）．質的研究の方法―いのちの〈現場〉を読みとく．春秋社，p.67.

コラム3　質的統合法の原理と構造

　質的統合法では，現場から取材したバラバラな断片情報（「個」の姿の集合）から，論理的な整合性をもった統一体として見事な全体像をあらわすことができる．これはなぜだろうか．筆者は，質的統合法が図のような四重構造で成り立つ方法論であるためと考えている．

　まず，現場から取材を通じて入手するデータは，コラム2（78ページ）で説明したとおり，「現象」と「問題意識」が映り込んだ二重構造をもつものである．質的統合法では，そうしたデータからラベルをつくり，それらを広げて3～4回読み進め，「場の全体感」を醸成する．この「場の全体感」が形成されると，取材対象となった現象の「全体の姿」が一側面に顕在化されて，個々のラベル（現象の断片）に潜在的に反映され始めると考えられる．ゆえに，いくつかのデータを集約することで，そこに映り込んでいる現象の一側面から「全体の姿」がおのずと浮上するのである．

　しかし，初心者が「全体の姿」を探るために空間配置を行おうとしても，データはそう簡単には見事な全体像をあらわすとは限らない．多くの人が苦労する．これまで数多くの研究指導に携わってきた筆者の経験から，初心者が空間配置の作業をスムーズに進めにくいのは，「問題意識」が無意識に作用してしまい，その観点からラベルを配置しようとしてしまうためではないかと感じている．

　そのため空間配置にあたっては，さらにはグループ編成の段階から，極力みずからの問題意識を排除するように心がけることが大切である．川喜田二郎氏の「己を空しうして，データをして語らしめる」という言葉は，ここでも重要な示唆を与えてくれている．

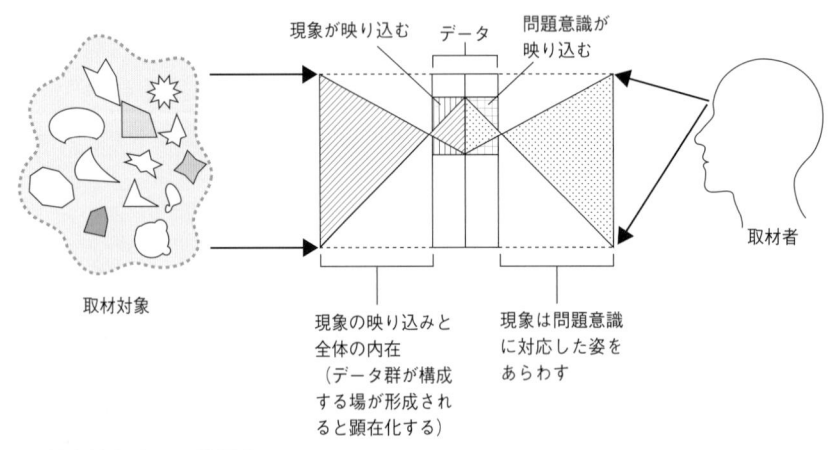

図　質的統合法の四重構造

コラム4　質的統合法を臨床現場で活かす

　「看護現場学」を提唱している陣田泰子氏は，臨床現場の看護師がみずからの看護実践を記述し，実践知として構築していくことの重要性を指摘している(陣田, 2009).

　本書で解説した質的統合法は，こうした実践知の構築という観点から非常に有効な方法である．そもそも，質的統合法の基礎であるKJ法も，学術的な研究の文脈というよりは現実的な問題解決の場で使われることが多かったということもあり，臨床現場と親和性は高いと考えられる．研究者だけではなく，臨床現場の看護師にも大いに活用してほしい．

　とはいえ，実際にどのように取り組めばいいのか戸惑う読者も少なくないだろう．ここでヒントになるのが，陣田氏による「内省のための5項目」である．陣田氏は，看護師がみずからの看護実践を記述する際に，次の5項目を書き出すことをすすめている．

- 過去の経験の中から思い出す「いちばん忘れられない患者との場面」とは？
- なぜその人を忘れずにいたのか(自分で自分をみつめる)？
- それは看護のどのようなテーマ(関心領域)を示しているか？
- そのテーマを今後どのように深めていくか？
- 今，自分が大切にしていることはなにか？

　陣田氏は，このような観点から深く内省し，臨床現場での実践を記述することで，みずからの看護観が明らかになり，その後の取り組むべき課題も明確になると指摘する．日々の実践を単なる「作業」ではなく「実践知の宝庫」として蘇らせる手法といえるだろう．

　筆者は，この5項目に基づいた日々の実践経験を，第4章で紹介するデータカードシステム(125〜127ページ)に蓄積していくことをすすめたい．このデータベースは，そのまま質的統合法における「元素材」となる．もちろん，蓄積すること自体が，日々の臨床現場に実践知をフィードバックするためのきっかけにもなるだろう．

　ある程度データベースが蓄積されたら，まとまった時間があるときに興味をもったテーマに沿ってデータを取り出し，質的統合法で構造化をはかることができる．すなわち，個別分析(事例研究)を行うのである．

　筆者は，このような事例研究を臨床現場の看護師がそれぞれの現場ごとに展開していくことが，看護の実践知を構築するための基礎になると考えている．看護学は実践科学である．すなわち，実践の現場に学び，知識として体系化しながら，再び実践に帰すところに意義がある．その意味で，現場での事例研究が果たす役割は非常に大きいといえるだろう．

　もちろん，個別分析(事例研究)をもとに総合分析を経て，実践知を理論化・技術化へと発展させるためには，研究者との連携が不可欠である．臨床と研究の，それぞれの叡智を活かしながら，実践知の構築のために質的統合法を役立ててほしい．

文献

陣田泰子編著(2009)．看護現場学の方法と成果―いのちの学びのマネジメント．医学書院．

第 4 章

質的統合法のIT化

1 はじめに

A 質的研究のIT化

　近年の情報技術の進歩とともに，研究におけるさまざまなプロセスがIT化されている．質的統合法を用いた研究作業も，IT化によって効率的に進めることが可能である．

　さらに重要なのは，質的研究におけるIT化は，研究作業を効率的に進められるという以上のメリットがある点である．とくに，分析結果の推敲・編集が紙上で行うよりも格段に容易になることから，研究の質を高めるためにも役に立つ．

　加えて，第3章でもふれたように，個別分析・総合分析の構造図を研究者の間で共有し，結論に至るまでの思考プロセスを可視化するためにもIT化は不可欠である．これはまだ展望の段階だが，研究者間で実質的な議論を深め，質的研究を科学として発展させる試みになると，筆者は考えている．

　本章で紹介する内容は，作業を効率化するための技術的な解説にとどまるが，研究のIT化にあたっては，このような可能性が広がっていることを意識して実践するとよいだろう．

B パソコン上で行う質的統合法

　第2章で説明した質的統合法の進め方は，一貫して手作業で行うことを前提にしている．質的統合法の基本的な手続きを理解するためには，少なくとも一度は手作業で体験したほうがよいが，慣れてきたらパソコンを使って作業をすることも可能である．ただし，すべての作業をモニタ上で行うわけではなく，部分的に手作業と組み合わせることになる．

　本章では，取材したデータの記録と単位化，データ統合，プレゼンテーションの3つの作業に焦点を当て，それぞれのパソコン上での作業について簡単に説明する．それぞれの作業は，第3章で述べた，フィールド調査の記録や論文の執筆・研究発表にも関係しているので，必要に応じて参照してほしい．

なお，使用するソフトウェアの詳細な操作法については割愛するので，もし不安があれば参考書や操作に詳しい人の手ほどきを得ながら進めるとよい．

2 データの記録と単位化

A Wordによる逐語録と単位化

インタビューなどを録音した記録から逐語録をWord上で作成し，単位化をはかる．作業要領は次のようになる．

(1) Word上に逐語録を作成する

特別な作業があるわけではないが，だれの発言かを明確に記録し，発言者が変わるごとに改行する．Excelを使って逐語録を作成するケースも見受けられるが，単位化からリストを作成する段階のコピー＆ペーストがやりやすいことから，筆者はWordを使っている．

(2) 逐語録から単位化し，アンダーラインを加える

1単位となる部分にアンダーラインを加え，通し番号をつけて区切る作業を行う．第2章で示した逐語録は，この作業を行った後の状態である．

(3) 別のWordファイルにリストを作成する

新たにWordのファイルを作成し，逐語録から得られた単位を1つずつコピー＆ペーストしてリスト化する．一文の冒頭には逐語録に示した通し番号をつけ，アンダーラインをはずす．手書きラベルのような物理的な管理ができないので，通し番号は必ず残すようにする．指示語や質問の内容について補足が必要な場合は，括弧書きで意味を補っておく．

ここまでが，パソコン上で行う逐語録の記録と単位化の作業要領である．なお，この次のステップであるラベル集めは，現在でも手作業で行っている．モニタ上ではラベルの一覧性を確保することが難しいことや，ラベルを集める作業は手作業で行ったほうが効率的であるというのがその理由だ．

そのため，単位のリストから物理的にラベルを作成する必要がある．この過程でできたラベルは，とくに手書きのラベルと区別して，カードとよぶこともある．

(4) リストをExcelで整理し，プリントアウトしてラベル化する

Excelを開き，Wordのリストからコピー＆ペーストしてセルを埋めていく．A4用紙に出力する場合，3行×9列で用紙がいっぱいになるように設定すると，手書き

◇	A	B	C
1	001 （Q：旅行先で）子どもたちと遊んでいたら，急にお腹の調子が変になったんです．それで，トイレにすぐ駆け込んだんですよ．脂汗をかいていたように思います．汚い話ですが，すぐ下痢便が出たんです．心配になって覗いたら，イカ墨のような真っ黒な便じゃないですか．本当にびっくりしました．	005 （温泉病院の当直の先生は何も診察もしないまま，それは嫌な感じだな!? っていうんですよ）それはどういうことか．もしかしてがんの可能性もあるのかって聞いたら，その可能性もあるっていわれて，もう駄目でした……．目の前が真っ暗っていう感じですよ．	009 （Q：即入院といわれて……何を考えましたか）5%といってももしがんだったらどうしよう．う〜ん，子どもたちのことが頭をよぎりましたね．自分がいなくなったらどうしようと，それがまず心配になりました．
2	002 経営者が仕事に追い込まれて血便が出たというのは，聞いたことがあるんです．でも真っ黒っていうのは……．これは大変なことが起こっているんじゃないか．ものすごく不安というか心配になりました．	006 その日はすぐ帰るといっても車で距離がある．翌朝，車で家に帰りました．そしてかかりつけの内科・胃腸科・小児科が専門だという医院でみてもらおうと思ったら，お盆で休み．ついていないというのはこういうことかと思ったんですよね．まったく．	010 （Q：即入院といわれて……何を考えましたか）それと仕事のことでしたね．お盆明けには事業提案書をつくって提案することになっていましたから．まあ〜それに，わたしでないと進まないクライアントの大口事業案件だったんです．
3	003 （Q：そのとき奥さんにすぐ話されましたか）いや，すぐには話せませんでしたよ．心配させたくなかったですからね．旅行で楽しみにしてきているのに……．	007 翌々日朝いちばんに車で国立病院を受診しました．でも，朝9時半に受け付けて診察が12時半をまわっていました．待っている間は，生きた心地がしなかったですね．	011 治療ができる内視鏡で最初にみたら，胃のなかは傷はないというので，翌朝観察用の内視鏡でみたところ，かすかに傷跡があるという．原因がはっきりしないから腸の内視鏡検査も必要だって．いや〜一難去ってまた一難という心境で，精神的にまいってしまった．
4	004 （Q：そのとき奥さんにすぐ話されましたか）でもわたしの様子が変だったんでしょうね．しばらくして妻から，どうしたのって聞かれてね．それで，とにかく予約したホテルに入ってから，病院へ行ってみたらという話になりました．	008 （がんの確率は5%だといっても）でも内視鏡の検査をしてみないとわからない．即入院といわれました．2週間は入院だというんで，そのまま入院．	012 入院中にわかったんです．内科主治医は県内一の消化器科の名医だって．その先生ががんの確率5%というのだから，すがるような安心感があったんです．その点が救われた気持ちだったですね．

図 4-1　Excel を使ったラベル化

ラベルと同様に 3 × 7 cm 程度のサイズとなる（図 4-1）．セルの罫線を二重線にしてプリントアウトし，ハサミで切ってラベルを作成する．

B　Excel によるデータカードシステム

　第 3 章でも述べたように，フィールド調査の現場では，インタビューや観察した内容をメモ書きにして記録する．このメモ書きからデータを清書して整理する方法は数多くあるが，ここではデータカードを使ったやり方を紹介する．

　データカードによる記録・管理は，文化人類学の調査ではなじみ深い方法で，とくに京大式カードとよばれる B6 サイズの様式が有名である．基本的には，得られたデータの単位ごとに 1 枚のデータカードを使って，管理番号，要約，詳細な内容や補足的説明を記述する．フィールド調査が進みデータカードが蓄積されたら，データベースとして管理し，データカードシステムとして活用する．

管理番号：No.	要約：	
取材日： 　年　月　日		情報源：
取材場所：		記録者：

図 4-2　データカードの様式

　川喜田氏は，京大式カードを用いた調査文化の系譜のなかで，科学的なデータであるための必須要素として4項目の注記(取材日・取材場所・情報源・記録者)の重要性を提唱した．京大式カードにこの項目を設け，**図 4-2** のようなデータカードの様式を確立したのである(川喜田, 1986).
　ここでは，データカードの様式に基づいたデータカードシステムの構築について解説する．パソコン上での作業要領は次のようになる．

(1) データカードの様式を Word に再現する
　Word 上に**図 4-2**の様式を罫線で区切って作成し，メモ書きの内容を清書する．管理番号を使ってデータカードを管理する．

(2) Excel を用いてデータベース化する
　Excel の表に，管理番号，要約，検索コード，4項目の注記，データカードへのリンク(DC リンク)の各欄を設け，データベースを作成する(**図 4-3**)．検索コードとは，研究内容に基づいた分類やカテゴリーのことで，並べ替えや絞り込みなどを行う際に活用する．DC リンクには，ハイパーリンク機能を使って Word のデータカードのファイルとデータとを連携させる．すなわち，ハイパーリンク機能で当該の Word のデータカードと連動させると，自動的にデータカードのファイル名が表示される．これが DC リンクとなる．

　このようなデータカードシステムにより，要約を読みながら必要に応じて DC リンク欄をクリックすることで，該当する Word 版データカードを表示することができる．
　データカードは単位ごと作成するため，ここで記入する要約はそのままラベルの内

◇	A	B	C	D	E	F	G	H
1	管理番号	要約	検索コード	取材日	取材場所	情報源	記録者	DCリンク
2								
3								
4								
5								
6								
7								
8								

図 4-3 データカードと連動させたデータベース

容に相当する．そのため，このシステムから直接ラベルをつくることが可能である．

(3) 別の Excel ファイルで要約を整理し，ラベル化する

　検索コードによるオートフィル機能などを使って，必要な要約のみを抽出する．別の Excel ファイルにコピー&ペーストし，逐語録のときと同じ要領でプリントアウトし，ラベルを切り取る．

　データカードシステムは，研究テーマをめぐって日常的に取材を続け，データを集積していくような場合に，とくに有効なシステムである．継続的な研究に向いているデータシステムといえるだろう．現場での取材だけでなく，文献や資料の管理においても同様のシステムを用いるとよいだろう．

3 データ統合

A Inspiration によるデータ統合

　パソコン上でデータ統合の作業を行う際には，主に Inspiration というソフトを用いる．なじみのない読者も多いかもしれないが，思考法や発想法を支援するためのソフトで，企業の企画・開発などでよく使われている．KJ 法や，それをもとにした質的統合法の作業を IT 化するための便利な機能が搭載されており，看護研究においても徐々に使用者が増えつつある．

　Inspiration は，入力したデータをアウトラインとダイアグラムという 2 つの画面

で表現する機能をもっている．画面間は連動しており，アウトライン画面はデータを階層構造のリストで，ダイアグラム画面はデータの階層構造を図解で表示することができる．

これを質的統合法の作業におきかえると，アウトライン画面ではグループ編成の過程を整理し，ダイアグラム画面では見取図と本図解の作成を支援する．このように，Inspiration は，データ統合にかかわる重要なステップで役立てることができるソフトである．

B 基本要領

機能的な面でいえば，Inspiration を使えば質的統合法のほとんどのステップを進めることが可能である．しかし，ラベル集めなどいくつかの作業は手作業で行う．

Inspiration をメインにデータ統合を進める際，作業要領は次のようになる．

(1) Inspiration に単位化したデータを入力する

アウトライン画面の「トピック」メニューから，入力項目行を必要な数だけ表示して入力する．すでに逐語録から単位のリストやデータカードを準備している場合は，そこからコピー&ペーストする．

(2) データの文頭に通し番号を入力する

逐語録からのリストをデータとして用いる場合，入力の段階で通し番号ごとコピー&ペーストする．データカードからの場合は，通常はデータベースから必要なものだけを選択することになるので新たに通し番号を加える．扱うデータが1000を超えることはまずないので，001，002…と3桁の数字で表現するとよい．ここまでの作業を終えたところが**図 4-4** である．

(3) 入力したデータをラベル化し，ラベル集めを行う

ラベル集めは，ラベルの一覧性の確保や操作の効率性から手作業で行う．このため，アウトライン画面のデータをラベル化する必要がある．Inspiration のアウトライン画面で「書き出し」の機能を使って，テキストファイルを作成する．そのファイルから Excel にデータを取り込んで整理し，プリントアウトしてラベルにする．

(4) アウトライン画面に表札のためのトピック欄を設ける

ラベル集めを終えたら，その組み合わせをアウトライン画面に登録するが，その前に「トピック」メニューから組み合わせの数だけ入力項目を設ける．新たなトピック欄には，上から順番に A001，A002…と通し番号を入力する．これはそのまま表札の通し番号となる．アルファベットはグループ編成の段階を意味しており，文字色による区別の代用としての意味もある．段階があがるごとに B，C…とすすむ．第2章の教材事例でもこの方式を採用している．

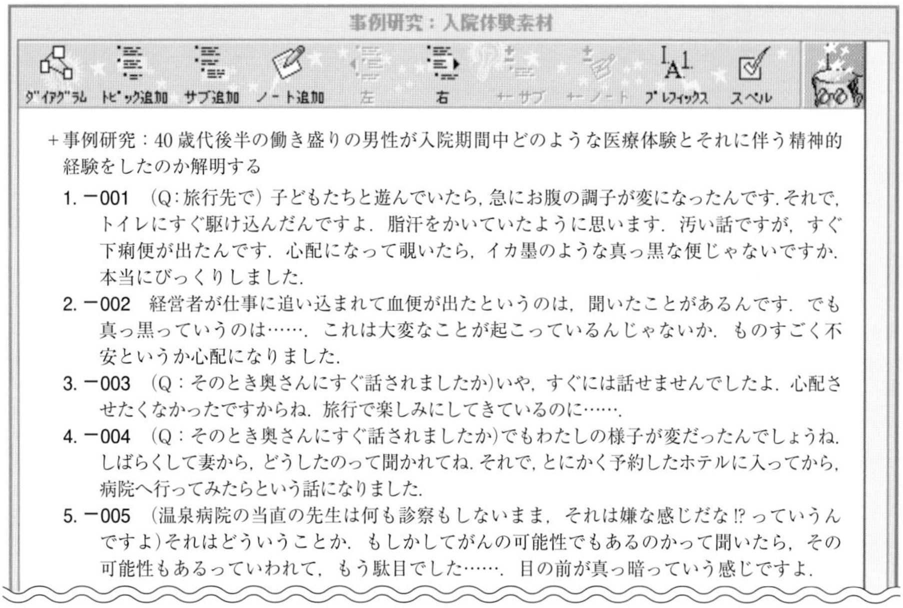

```
事例研究：入院体験素材
 ダイアグラム  トピック追加  サブ追加  ノート追加   左   右  +サブ +ノート プレフィックス スペル
+事例研究：40歳代後半の働き盛りの男性が入院期間中どのような医療体験とそれに伴う精神的
 経験をしたのか解明する
  1. −001  （Q：旅行先で）子どもたちと遊んでいたら，急にお腹の調子が変になったんです．それで，
             トイレにすぐ駆け込んだんですよ．脂汗をかいていたように思います．汚い話ですが，すぐ
             下痢便が出たんです．心配になって覗いたら，イカ墨のような真っ黒な便じゃないですか．
             本当にびっくりしました．
  2. −002    経営者が仕事に追い込まれて血便が出たというのは，聞いたことがあるんです．でも
             真っ黒っていうのは……．これは大変なことが起こっているんじゃないか．ものすごく不
             安というか心配になりました．
  3. −003  （Q：そのとき奥さんにすぐ話されましたか）いや，すぐには話せませんでしたよ．心配さ
             せたくなかったですからね．旅行で楽しみにしてきているのに……．
  4. −004  （Q：そのとき奥さんにすぐ話されましたか）でもわたしの様子が変だったんでしょうね．
             しばらくして妻から，どうしたのって聞かれてね．それで，とにかく予約したホテルに入ってから，
             病院へ行ってみたらという話になりました．
  5. −005  （温泉病院の当直の先生は何も診察もしないまま，それは嫌な感じだな !? っていうん
             ですよ）それはどういうことか．もしかしてがんの可能性でもあるのかって聞いたら，その
             可能性もあるっていわれて，もう駄目でした……．目の前が真っ暗っていう感じですよ．
```

図4-4　Inspirationへのデータ入力（アウトライン画面）

（5）ラベル集めの結果をInspiration上に反映させる

　　表札用に設けたトピック欄のもとに，「アウトライン」メニューから「集めて移動」機能を使って元ラベルを移動させ，ラベルの組み合わせに基づいた階層化を行う．

（6）通し番号に続いて表札を入力する

　　ラベルの組み合わせの登録が終わったら表札づくりを行い，A001，A002…と記入した通し番号に続いて入力する．ここまでが1段目のグループ編成となる．ここまでの作業を終えたところが図4-5である．

（7）2段目以降のグループ編成を進める

　　1段目と同様な方法でInspirationとExcelを交互に使ってグループ編成を重ね，数個のデータにまで集約する．なお，グループ編成を進めるにあたっては，現在の段階の表札や「一匹狼」だけを表示する必要が出てくる．Inspiration上の操作では，「表示」メニューから「このレベルまで表示」を選択して，表示したい段階の数を入力する．図4-6は，グループ編成が終了した状態である．

（8）見取図の下書きを作成する

　　グループ編成が終了したら，見取図の下書きを作成する．これは手作業で行う．

（9）Inspiration上で見取図を清書する

　　Inspirationのアウトライン画面から，ダイアグラム画面に切り替える．画面が切

```
事例研究：入院体験一段目表札元
ダイアグラム トピック追加 サブ追加 ノート追加  左  右 ＋−サブ ＋−ノート プレフィックス スペル
```

+事例研究：40歳代後半の働き盛りの男性が入院期間中どのような医療体験とそれに伴う精神的経験をしたのか解明する
  1.+A001　ことの始まりは家族旅行先で急にお腹の調子が変になり，トイレに駆け込んだら血便とは違う予備知識のない黒色の下痢便が出たことで，大変なことが起こっているのではないかと心配になった．
    1.−001　（Q：旅行先で）子どもたちと遊んでいたら，急にお腹の調子が変になったんです．それで，トイレにすぐ駆け込んだんですよ．脂汗をかいていたように思います．汚い話ですが，すぐ下痢便が出たんです．心配になって覗いたら，イカ墨のような真っ黒な便じゃないですか．本当にびっくりしました．
    2.−002　経営者が仕事に追い込まれて血便が出たというのは，聞いたことがあるんです．でも真っ黒っていうのは……．これは大変なことが起こっているんじゃないか，ものすごく不安というか心配になりました．
  2.+A002　病気に精神的に向き合えたのは，いちばん心痛だったと思う妻が気丈に振る舞い，相談相手になってくれ，笑顔で励ましてくれたことにある．
    1.−004　（Q：そのとき奥さんにすぐ話されましたか）でもわたしの様子が変だったんでしょうね．しばらくして妻から，どうしたのって聞かれてね．それで，とにかく予約したホテルに入ってから，病院へ行ってみたらという話になりました．
    2.−017　うれしかったことは，妻がいちばん心配して心痛だったと思うんですが，気丈に笑顔を絶やさず，「先生が大丈夫というんだから大丈夫よ」って接してくれたことがうれしかったですね．

図 4-5　ラベル集めに基づいた階層化と表札の入力（アウトライン画面）

```
事例研究：入院体験三段目完了
ダイアグラム トピック追加 サブ追加 ノート追加  左  右 ＋−サブ ＋−ノート プレフィックス スペル
```

+事例研究：40歳代後半の働き盛りの男性が入院期間中どのような医療体験とそれに伴う精神的経験をしたのか解明する
  1.+C001　ことは家族旅行先での予備知識のない黒色の下痢便の症状から始まり，大変なことだという不安，次に受診過程におけるがんの可能性の浮上，そして異常なしの検査結果が出るまでの期間は，生きた心地がせず心労で精神的にまいってしまった．
  2.+C002　症状の発生から入院中は，病気で自分が死ぬことの恐怖に至るよりも，家族に心配をかけたくない，さらには残された場合の家族の先行きの生活を心配する気持ちのほうが主だった．
  3.+B001　病気に精神的に向き合うことができ助けになったのは，気丈に笑顔で支えてくれる妻と責務をまっとうする看護師，名医といわれる医師の存在であった．
  4.+A006　入院中も仕事のことは頭を離れず書類まで持ち込んでしまったが，結果として隣のベッドに入院した人の会社と仕事上の縁ができてしまい，社会の縁の不思議さを感じた．
  5.+019　（退院後）それから，家でご飯とみそ汁と御新香で食事したときは，本当においしかった．生きているという実感というかなんというか，これが幸せというものかもしれないと．そのときは感じましたね．
  6.+020　（Q：強烈な体験は）同室の20歳前半の男性が幼い頃から腸の筋力が弱く，食物摂取ができないというんです．食べて栄養摂取することができない．栄養は点滴だけだった気がするのですが．それでも明るく対応してくれたのが印象的でした．精神的な強さというか，人間強くなれるというか．

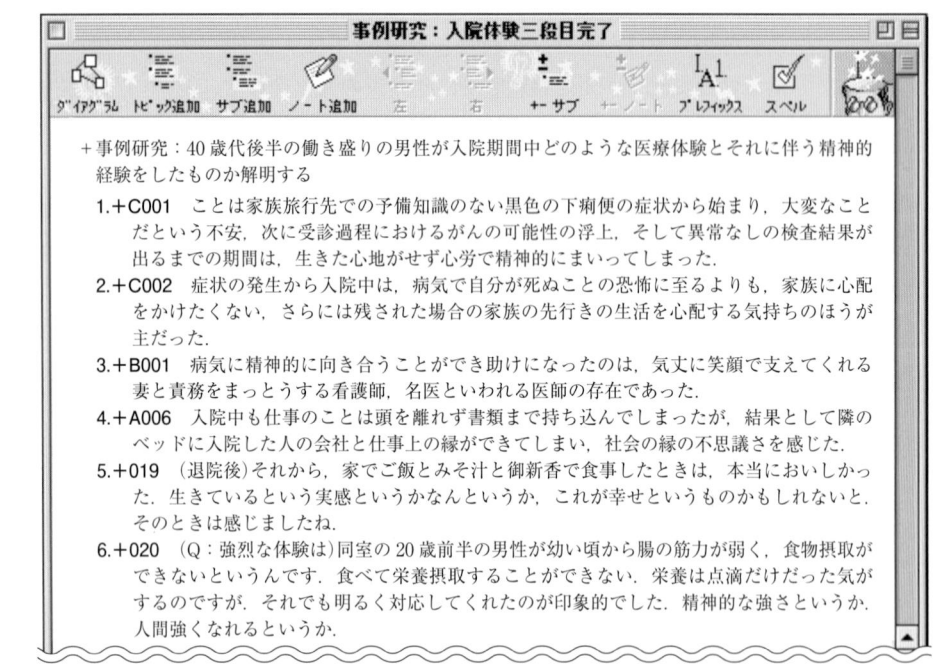

図 4-6　グループ編成の終了（アウトライン画面）

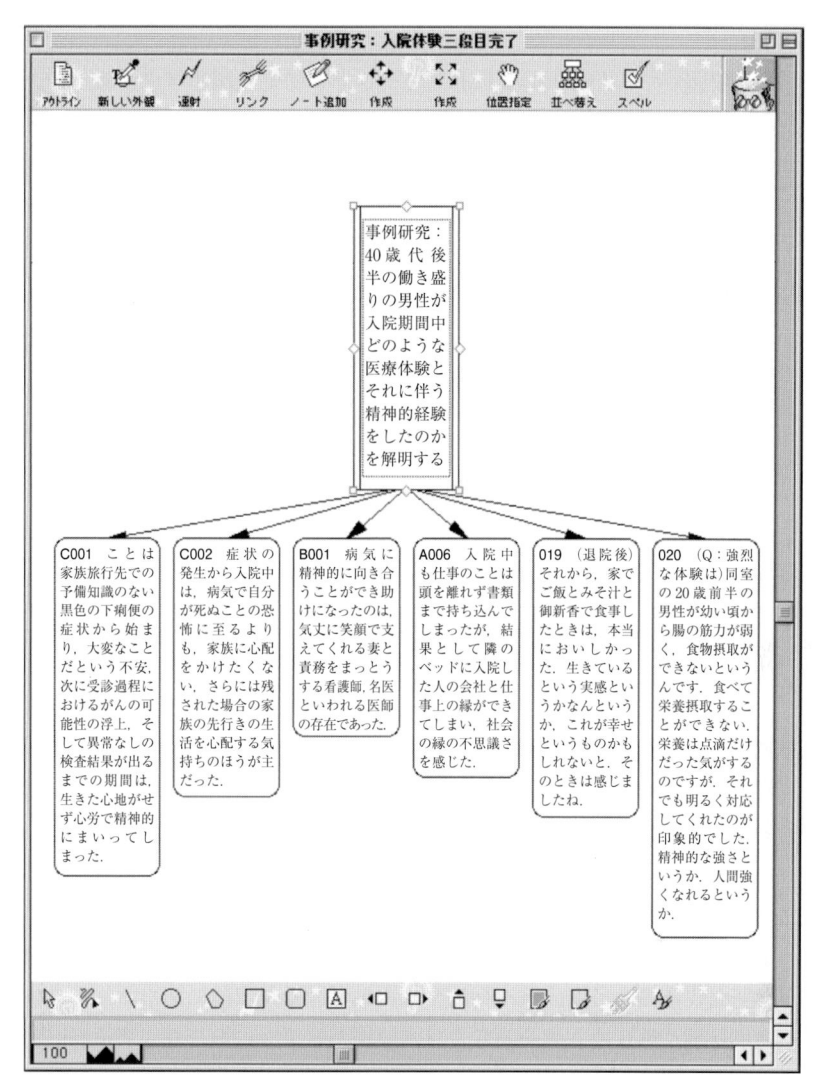

図4-7　Inspirationのダイアグラム画面

り替わると，アウトラインの各文章がカード形式に表示される（図4-7）．このダイアグラム画面上で図解の清書を行う．

　先述のとおり，Inspirationではアウトライン画面とダイアグラム画面でデータが連動している．あわせて，必要に応じ追加・修正・削除といった編集作業が自由にできるので，ラベルの所属・表札の内容・配置の順番の変更も容易になる．このため，図解作成後も内容上の推敲が可能であり，この面でIT化のメリットは非常に大きい．

　作図についての具体的な操作方法は割愛するが，Inspiration上では本書で紹介したものと同じ見取図や本図解を作成することが可能である．また，カラーで図を描くことができるので，構造の意味内容を多彩に表現する方法として，大いに活用すると

3　データ統合　　131

よい．

　見取図ができたら，必要に応じてシンボルモデル図を作成する．シンボルモデル図とは，第 2 章の図 2-28（73 ページ）でも示したが，数個のシンボルマークを骨子に模式化した図である．

(10) 見取図からシンボルモデル図を作成する

　ダイアグラム画面で作成した見取図から，テーマとシンボルマークと関係記号をコピーする．新しい Inspiration のファイルのダイアグラム画面上にペーストし，それをもとに作図する．見取図同様，実際にはカラーで表現すると効果的である．この作業は PowerPoint を使って行ってもよい．

　Inspiration を使ったデータ統合の概要は以上である．将来的には質的統合法の専用ソフトができることが理想だが，既存のソフトを使うことでも研究作業の効率化をはかることができる．質的統合法の手順に慣れてきたら，ぜひ試みてほしい．

C　見取図・本図解・概要図・細部図

　第 2 章で，図解化の作業にあたっては，見取図をつくってから本図解を作成すると説明した．元ラベルの数が少ない場合には，1 枚の模造紙で全容をあらわす図（全容図）として本図解を描くことも可能である．しかし，元ラベルが大量になると，1 枚の模造紙に入るラベルの目安は 45 枚程度で，それを大きく超えると，全容図としての本図解は描けなくなってしまう．そのような場合には，模造紙 1 枚に収まるラベル数を使って概要図をつくり，さらに詳細については細部図をつくるとよい．

　日本地図をイメージすると，これらの図解の関係性が理解できる．地図帳の最初のページにあるような，日本列島全体の地形図は見取図にあたる．もう少し詳しく，都道府県境や県庁所在地を示した日本地図が概要図にあたり，都道府県別の詳細な地図が細部図にあたる．

　とくに細部図を作成する作業は，Inspiration を使った作業によって飛躍的な効率化が可能となる．手作業で進めようとすると，そもそもラベル数が多い状態で，細部図ごとに管理したり，構造を把握することはかなりの苦労を要する．Inspiration では，見取図からすぐに読みたいラベルの記述を参照することができるので，こうした手間をかなりの部分で省くことができる．

　論文や報告書などでは A4 サイズの用紙を用いることが多く，実務的に A4 サイズ内での図解の作成が必要となることも多い．このような場合，結果として図の数は増えてしまうが，基本的には A4 用紙内に表示できるラベル数を使って図解を作成することとなる．図解の種類としては，見取図と細部図がメインになるが，筆者は中間細部図を作成して両者の間を埋めている．

　中間細部図は，日本地図でいえば，九州地方や関東地方といった地方区分の地図にあたる．いわば，見取図と元ラベルまでさかのぼった細部図の間に位置づけられる図解である．限られた部分を比較的大きな枠組みに基づいて表現するので，さほど多く

『研究者』『研究力』抄録エッセンス
～研究者，研究力とは何か～

成功2大要件：
オリジナリティとプライオリティ

C007 研究者の世界はオリジナリティとプライオリティを必須要件とする競争の激しい社会であり，成功への2大必須要件である． |19|

21世紀の課題：
分野横断的なリアル・ワールド研究への風土改革

F003 21世紀は単一専門分野では解決できないテーマの時代を迎えているが，実態は必然性を欠く仮想世界の研究に偏しており，研究の2大アプローチの理学と工学を柱に分野横断的なリアル・ワールド（実世界）の研究による新分野創造と水準の飛躍的向上への研究風土改革が必要である． |20| |21| |22| |23| 目指すは

社会の側の起点

研究攻略戦法：
テーマの明確化と
先端か位相ズラシ戦法の展開

|8| |9| |10| |11| |12| |13| |14|
F002 研究の攻略戦法は，先人の業績と学問体系の探索を背景とした解明テーマの明確化を出発点に，先端領域か常識の軌道や既定の研究路線から位相をずらせた領域の2か所を突破口の焦点にする．

そして

幸運を宿す研究行為：
本質を求めて複雑からシンプルに至る道筋づくり

F004 幸運を宿す研究行為は，本質的な問いと興味に裏打ちされて蓄積される情報の複雑さから出発してシンプルな一次元の論理に至る道筋をつくることにある． |15| |16| |17| |18|

さらに

研究者像：
開かれた好奇心の塊

144 スターになった研究者たちを見ていると，国籍にかかわらず共通点があります．何より，好奇心旺盛です．知りたがる．そして自分が知ったことを仲間に話したがる．疑問をぶつけ，議論したがる．これは科学者の性ともいうべきものでしょうか．（北澤宏一，『研究者』p.209）

立脚し   立脚し

研究者個人の側の起点

研究力発揮の仕組み：
思索と議論・連携の両輪構造

|1| |2| |3| |4| |5| |6| |7|
F001 研究力発揮の仕組みは，国際的に通用する個人レベルの研究力と研究装置力を基盤とした個人が深く考える作業と集団での議論・連携の作業との両輪構造にある．

註）囲み数字は，細部図の番号を示す．

(1) 2005年8月16日
(2) スペーシア
(3) 文献『研究者』(2000年)『研究力』(2001年) 有馬朗人・監修，東京図書，から櫻場宏一が174点抄録
(4) 山浦晴男

図4-8 見取図

3 データ統合　133

幸運を宿す研究行為：
本質を求めて複雑からシンプルに至る道筋づくり

F004　幸運を宿す研究行為は，本質的な問いと興味に裏打ちされて蓄積される情報の複雑さから出発してシンプルな一次元の論理に至る道筋をつくることにある．

D005　幸運を宿す研究行為は，本質的な興味に裏打ちされて蓄積される情報の複雑さから出発してシンプルな一次元の論理に至る道筋をつくることにある．

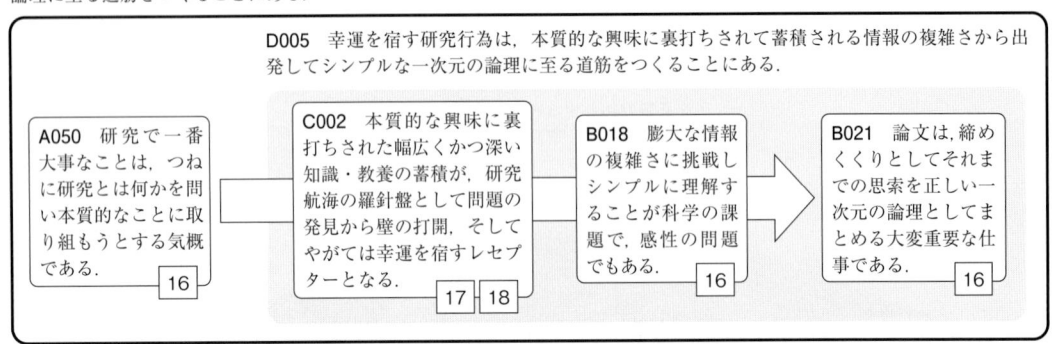

| A050　研究で一番大事なことは，つねに研究とは何かを問い本質的なことに取り組もうとする気概である．　16 | C002　本質的な興味に裏打ちされた幅広くかつ深い知識・教養の蓄積が，研究航海の羅針盤として問題の発見から壁の打開，そしてやがては幸運を宿すレセプターとなる．　17　18 | B018　膨大な情報の複雑さに挑戦しシンプルに理解することが科学の課題で，感性の問題でもある．　16 | B021　論文は，締めくくりとしてそれまでの思索を正しい一次元の論理としてまとめる大変重要な仕事である．　16 |

図 4-9　中間細部図（細部図 15）

のラベルを必要とせず，多くの場合 A4 用紙内に収めることができる．

　ここでは，第 3 章で紹介した『研究者』と『研究力』の文献研究による分析結果をもとに，見取図（図 4-8），中間細部図（図 4-9），細部図（図 4-10）の例を示す．見取図と中間細部図のラベルのそばにある四角で囲んだ数字は，細部図（中間細部図を含む）の通し番号を意味している．

　図 4-8 の見取図の F004 を展開した細部図（中間細部図）が図 4-9 で，「細部図 15」と位置づけられている．ここからさらに，C002 を展開したうちの一部が図 4-10 の細部図であり，「細部図 18」と位置づけられている．少し複雑にはなるが，本図解によらずに元ラベルからの思考過程を示す方法として，参考にしてほしい．

4　プレゼンテーション

A　PowerPoint によるプレゼンテーション

　現在では，PowerPoint はプレゼンテーションの基本ツールとなっている．プレゼンテーションのスキルをみがくために多くの人が努力や工夫をしており，それを支援する参考書や研修も数多い．質的統合法の分析結果を表現する際には，それらのスキルを総動員してプレゼンテーションを組み立ててほしい．

　限られた発表時間のなかで，大量のデータから成り立つ構造図をどのようにわかりやすくプレゼンテーションするかは，筆者にとってもまだ研究の途上であり，定式化された手順があるわけではない．だが，手軽に作図ができ，アニメーションなどの効果も使えることから，表現の幅はかなり広がるはずである．さまざまな創意工夫のも

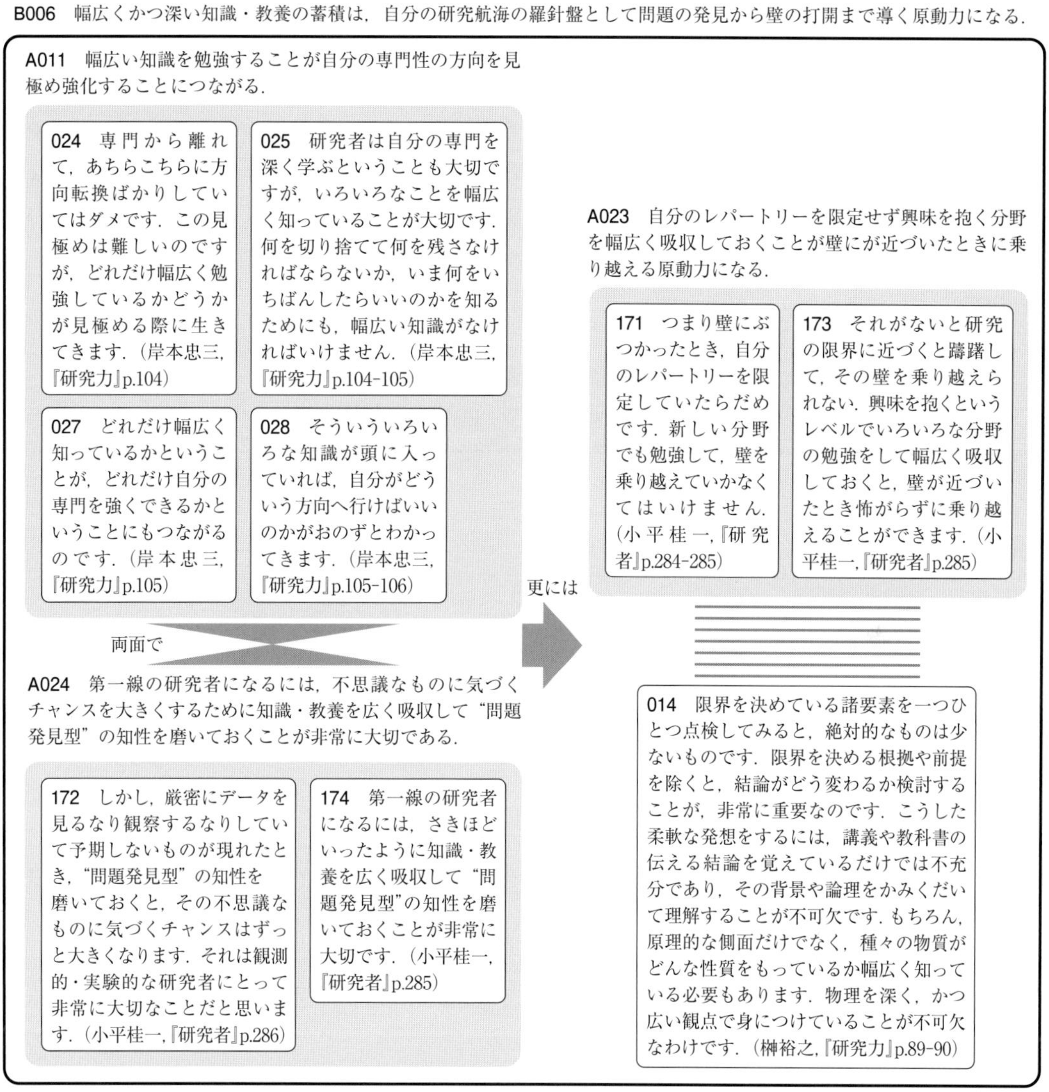

B006 幅広くかつ深い知識・教養の蓄積は，自分の研究航海の羅針盤として問題の発見から壁の打開まで導く原動力になる．

A011 幅広い知識を勉強することが自分の専門性の方向を見極め強化することにつながる．

024 専門から離れて，あちらこちらに方向転換ばかりしていてはダメです．この見極めは難しいのですが，どれだけ幅広く勉強しているかどうかが見極める際に生きてきます．(岸本忠三,『研究力』p.104)

025 研究者は自分の専門を深く学ぶということも大切ですが，いろいろなことを幅広く知っていることが大切です．何を切り捨てて何を残さなければならないか，いま何をいちばんしたらいいのかを知るためにも，幅広い知識がなければいけません．(岸本忠三,『研究力』p.104-105)

A023 自分のレパートリーを限定せず興味を抱く分野を幅広く吸収しておくことが壁にが近づいたときに乗り越える原動力になる．

171 つまり壁にぶつかったとき，自分のレパートリーを限定していたらだめです．新しい分野でも勉強して，壁を乗り越えていかなくてはいけません．(小平桂一,『研究者』p.284-285)

173 それがないと研究の限界に近づくと躊躇して，その壁を乗り越えられない．興味を抱くというレベルでいろいろな分野の勉強をして幅広く吸収しておくと，壁が近づいたとき怖がらずに乗り越えることができます．(小平桂一,『研究者』p.285)

027 どれだけ幅広く知っているかということが，どれだけ自分の専門を強くできるかということにもつながるのです．(岸本忠三,『研究力』p.105)

028 そういういろいろな知識が頭に入っていれば，自分がどういう方向へ行けばいいのかがおのずとわかってきます．(岸本忠三,『研究力』p.105-106)

両面で　　　　　　　　　更には

A024 第一線の研究者になるには，不思議なものに気づくチャンスを大きくするために知識・教養を広く吸収して"問題発見型"の知性を磨いておくことが非常に大切である．

172 しかし，厳密にデータを見るなり観察するなりしていて予期しないものが現れたとき，"問題発見型"の知性を磨いておくと，その不思議なものに気づくチャンスはずっと大きくなります．それは観測的・実験的な研究者にとって非常に大切なことだと思います．(小平桂一,『研究者』p.286)

174 第一線の研究者になるには，さきほどいったように知識・教養を広く吸収して"問題発見型"の知性を磨いておくことが非常に大切です．(小平桂一,『研究者』p.285)

014 限界を決めている諸要素を一つひとつ点検してみると，絶対的なものは少ないものです．限界を決める根拠や前提を除くと，結論がどう変わるか検討することが，非常に重要なのです．こうした柔軟な発想をするには，講義や教科書の伝える結論を覚えているだけでは不充分であり，その背景や論理をかみくだいて理解することが不可欠です．もちろん，原理的な側面だけでなく，種々の物質がどんな性質をもっているか幅広く知っている必要もあります．物理を深く，かつ広い観点で身につけていることが不可欠なわけです．(榊裕之,『研究力』p.89-90)

図4-10　細部図（細部図18）

と，試行錯誤を重ねていくつもりで試みるとよいだろう．

B　図解の効果的な見せ方

　　研究発表におけるプレゼンテーションの概要については第3章で述べたが(117〜118ページ)，説明の際に見取図を用いる方法とシンボルモデル図を用いる方法がある．質的統合法は，図解をもとに取材した生データまでたどることができるという点で特徴的である．どちらの図を使った場合でも，この特徴はPowerPointを使ったプレゼンテーションのなかで，ぜひ活かすようにしたい．

　　見取図を基本に解説する場合，見取図を解説する過程で，説明したい箇所の元ラベ

ルをアニメーションによって表示すると，より説得力のある説明となる．時間的な余裕がある場合は，同様の方式で該当箇所の細部図を提示して，統合に至るまでの思考過程を提示することができ，より説得力を高めることができる．

　シンボルモデル図を基本に解説する方式は，総合分析のように複数の構造図を説明しなければならないときに有効である．この場合も，シンボルモデル図を説明しながら，折にふれてアニメーションで個別分析の事例を根拠として提示すると，説得力の高い議論を進めることができる．

文献
1) 有馬朗人監修(2000)．研究者．東京図書．pp.209, 284-286.
2) 有馬朗人監修(2001)．研究力．東京図書．pp.89-90, 104-106.
3) 川喜田二郎(1986)．KJ法―渾沌をして語らしめる．中央公論社．p.268.

コラム5　考察法の概要

　一般に考察のプロセスは，得られた結果を徹底的に考え尽くすことで導き出すことが多いようだ．先行研究や問題意識と照らし合わせながら，みずからの思考をめぐらせていくのは，ある意味では名人芸的でもあり，十分な考察へと至るのは容易ではない．そこで筆者はコスモス法という考察法を開発し，このプロセスを短時間で行えるよう定式化を試みている．

　コスモス法は，とくに接続詞のはたらきに注目した考察法である．接続詞は，わたしたちの思考の流れを形づくる際に重要な役割を果たしている．たとえば会議の場面で，司会席から離れた席の人が手をあげ，「ところで～」と話を切り出したとしよう．出席者は一斉に発言者に注目し，何か別の話題に流れが移行すると予想するはずである．

　このように，接続詞を自覚的に投げかけることで，ある問題に対して話題や視点を変えて新たな情報を得ることが可能となる．このプロセスは，みずからの心の内に広がる小宇宙（ミクロコスモス）を介して，外界の大宇宙（マクロコスモス）で起きている現象の「声を聴く」ことといっても過言ではない．コスモス法という名称の由来はここからきている．

　コスモス法の基礎となるのは，図のA～Dのような4種類の思考の流れである．筆者はこれを「思考の三角形」とよんでいる．それぞれの思考の三角形を形づくっているのは，「そういえば」「そうはいうが／しかし」「とすると」「そこで／それなら」という4種類の接続詞である．

　これから考察しようとする問題があったとしよう．それに対して，「そういえば」という接続詞を投げかけると，類似・連想・追加の情報を探すことになる．一方で，「そうはいうが／しかし」という接続詞を投げかけると，その問題と反対・対立・矛盾の情報を探すことになる．こうして当初の問題に関連する情報を得ることで，順接的あるいは逆接的な思考の道筋が決まることになる．

　ここからさらに，「とすると」という接続詞を投げかけると，得られた情報に基づいて，当初の問題への掘り下げた解釈がなされることになる．あるいは，「そこで／それなら」という接続

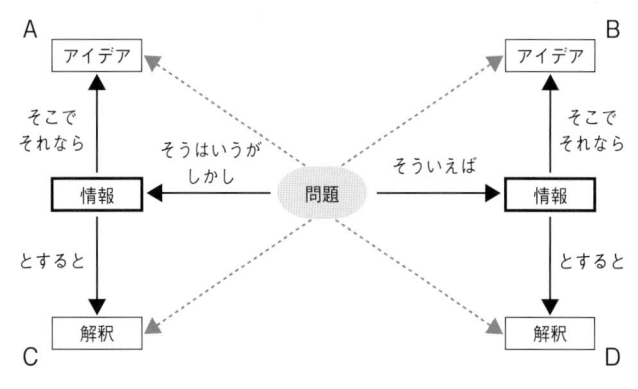

図　4種類の接続詞からなる4つの思考の三角形（A～D）

詞を投げかけると，新たなアイデアが想起されることになる．
　たとえば，第2章の教材事例で紹介した分析結果から考察を進めると，以下のように展開することができる．これは，図ではＣの思考の三角形にあたる．

　分析結果から，病によるみずからの死の恐怖よりも家族の生活の先行きを心配しているということが明らかになった(考察すべき問題)．そうはいうが，病による死の恐怖でみずから命を絶つ人もいるようだ(反対の情報)．とすると，みずからが愛し守るべきものをもつことが，意識から死の恐怖を薄れさせているのではないだろうか(掘り下げた解釈)．

　こうして得られた解釈やアイデアは，多くの場合それ自体に考察すべき「問題」が内包されており，そこから新たな思考の三角形が広がることとなる．上記の例でも，解釈に続いて，「そういえば」あるいは「そうはいうが／しかし」という接続詞を投げかけることで，さらなる思考を進めることができる．このように，適切な思考の三角形にあてはめながら考察を積み重ねていくことが，コスモス法の基本要領となる．
　コスモス法における4種類の接続詞は，思考の流れのなかで次の要素を誘い引き出す作用をもつことから，筆者はこれを「誘引詞」とよんでいる．これは，研究者自身の内面で考えれば，みずからの思考に納得するための機能を果たしているといえよう．
　見方をかえると「誘引詞」は，論文の読者に対しては，説得のための機能を果たすことになる．つまり，解釈やアイデアを立証するために使われるということである．この意味で接続詞は，「誘引詞」であると同時に「説得詞」としても機能するといってよいだろう．考察において接続詞は，これほどに重要なのである．
　本書では，コスモス法の詳細について踏み込んだ解説はしないが，また別の機会でぜひ紹介したいと思っている．なお，筆者の携わっている看護質的統合法(KJ法)研究会では，コスモス法を学ぶ機会を設けている．詳しくは，巻末の「さらに研鑽を深めたい人のために」を参照されたい．いずれにせよ，4種類の思考の三角形を自覚的に活用することで，考察の作業はかなりはかどるはずである．

あとがき

　筆をおくにあたって，本書に至った個人的な思いについて記しておきたい．

　年代ははるか以前にさかのぼるが，筆者の学生時代はいわゆる「70年代安保」の時代で，日米安全保障条約の改定をめぐって日本社会が大きく揺れた時期である．安保改定に反対する学生運動，あわせて授業料値上げに対する反対運動など，若者が社会変革をしていこうという血気盛んな状況でもあったといえよう．
　KJ法を創案した川喜田二郎氏は，その当時東京工業大学の教授として教鞭をとっていた．学生からの大学当局への突き上げの激しさは同大学も例外ではなく，当時は学生と大学側の団交(団体交渉)が頻繁に行われた．川喜田氏も学生との交渉の前面に立つこともあったと聞く．そうしたなかで川喜田氏は，研究室の学生を交えて大学紛争の問題の本質を探るなかから，「現代文明の病」にこそ，その根本要因があるという結論に至ったそうだ．そして，環境公害・組織公害・精神公害といった「現代文明の病」に対して，その打開のために大学人がすべきことは，文明のあり方を問い直す野外科学教育だという結論にいきついたという．
　それを実行に移したのが，新しい大学教育をめざす「移動大学構想」である．日本列島を教科書として問題のある地域に赴き，テント張りで2週間の野外教育をするというものだった．18歳以上の男女を対象に全国から参加者を募り，対象地域のフィールドワークとKJ法を柱とした教育を行いながら，問題の解決案を滞在した土地に提案しようとする取り組みであった．
　混迷する日本社会の打開の糸口と，みずからの人生をどう生きたらよいかという迷いのなかにあった筆者は，移動大学構想の新聞発表を目にし，打開のためのカギがここにあると直感した．意を決し，第1回黒姫移動大学(1969年)に参加したことが，筆者がKJ法と出会う機縁であった．
　筆者が籍をおいた大学も大学紛争の渦中にあり，まともに授業らしい授業を受けたのは履修科目の半分ほどで，レポートに次ぐレポートによる履修であった．社会に出る前にもう少し勉強をしなければという思いから，移動大学の大阪事務局での修業を申し出たが，財政難から受け入れが難しいという話であった．ところが，東京事務局の移動大学準備委員会後の夕食会の席で，同席していた川喜田氏から，私設研究所を本格的に立ち上げるので秘書兼研究員としてこないかというお話をいただいた．そうしたご縁で，当初3年ぐらいの心づもりでいたが，以来丸20年間，書生といえるような人生を歩むことになった．今日の筆者があるのは，このような出会いと導きによ

るものだ．

　そして振り返るに，筆者は今でも移動大学の一学徒なのだと，改めて感じている．

　本書の理論モデルと技術の各論化は，筆者がKJ法のいわば劣等生であったがゆえにできたのだと思う．「どのようにしたらわたし自身が理解できるのか？」「どのようにしたら第三者に伝えることができるのか？」その自問自答と試みの連続のなかから，筆者なりの理解と教授法として確立してきた集大成版が本書であり，質的統合法である．

　KJ法は一般の多くの人にとって，理解が難しい側面をもっているといわれている．筆者も，もとはといえばそう思っていた「一般の人」であったし，最終的に理解し体得するまでには，40年の歳月を要してしまった．その理由を振り返ると，一元論に立つ科学の存在と，その方法論がなかなか理解しがたかったのではないかと推察している．まえがきでもふれたように，西欧近代科学による教育にどっぷりつかったわたしたちは，その恩恵から二元論に立つ科学を信奉している．そのため，「野外科学」が示す新しい科学の道筋に思考を切り替えることが難しいのではないだろうか．

　産業界でもそうだが，科学的研究がなされる学術界でも，KJ法は正しく理解されていない．創案者である川喜田氏がそのことをいちばん心に抱き，残念がっていたように記憶している．本書で紹介する質的統合法は，KJ法そのものではないが，それに準拠しているつもりである．読者には，質的統合法を一里塚に，その原点となるKJ法の正しい姿を理解してくれたらと願っている．筆者ほどの年月を要さず，短期間のうちに一里塚を超え，「現代文明の病」の解決に役立ててもらえたらと思う．それは，川喜田氏の願いでもあると，筆者は思うのである．

　本書にはもう1つ個人的な思いがある．

　すでに述べたように，質的統合法が形をなしたのはKJ法に準拠しているがゆえであるが，加えて看護領域の方々との出会いがあったことも大きく寄与している．とくに，千葉大学大学院看護学研究科・看護学部の先生方から，実践科学としての看護研究に取り組む流れのなかに筆者を加えていただいたことである．

　そこでのご縁から，大学院生の質的研究の支援をはじめ，文部科学省主催・千葉大学実施の国公私立大学看護学部系の教員，大学病院の看護学教育指導者，看護管理者，副看護部長を対象とした各研修など，指導の場を長きにわたって提供いただいている．

　あわせて，同大学の正木治恵教授のご尽力により，「看護質的統合法（KJ法）研究会」が組織され，質的統合法の学術界における普及の流れもできつつある．また，これに

先立って，同じく正木教授が研究責任者となった千葉大学21世紀COE研究プロジェクトのサブテーマである「中国・北京大学看護学院との共同研究」においては，北京大学の教員と大学院生を対象に質的統合法の研修を行った．質的統合法，さらにはそのもととなっているKJ法の，質的研究法としての国際的普遍性を実感できたことは，大きな収穫であった．

　このような取り組みが波及し，看護系大学の先生方から質的統合法の研修依頼とその後の質的研究への適用による各学会での研究発表が着実になされるようになり，本書の出版を期待する声もいただくようになった．

　本書を世に送りだす決心をしたのは，このような期待に応えることがこれまでの多くの方々への感謝のしるしだと思ったことにある．

　あとがきを締めくくるにあたって，本書に至るまでお世話になった方々に謝意を表したい．まえがきにも記したが，筆者を看護領域の研究と引き合わせてくださった佐藤禮子教授，質的統合法の形をなす原動力であり，かつ今でもご指導いただいている正木治恵教授，研究実践に先頭を切って適用してくださっている森恵美教授，大学院の正規の授業で導入してくださっている吉本照子教授に，この場を借りて御礼申し上げたい．

　本書の構成にあたっては，事例を提供してくださった前川智子氏（千葉大学），柳井田恭子氏（川崎市立井田病院），鳥田美紀代氏（千葉県立保健医療大学），そして第2章の教材事例を作成するにあたって看護学研究の視座からアドバイスをしてくださった高橋良幸氏（千葉大学）にお世話になった．あわせて，御礼を申し上げたい．

　そしてなによりも「KJ法」を創案し，現代文明の病を治療すべく移動大学構想を実行に移された川喜田二郎氏に万感の思いを込めて感謝の意を表したい．

　なお，本書の出版にあたっては，医学書院の北原拓也氏の英断と長岡孝氏の編集力に多くを負っている．お二人の支援がなくては本書を世に送り出すことはできなかった．御礼を申し上げたい．

　最後になるが，本書が結実するには妻・喜久子と3人の子どもたちの心の支えがあったことも，私的なことになるが申し添えたい．

2012年春　　甲府盆地・情報工房にて

山浦　晴男

さらに研鑽を深めたい人のために

　本書で紹介した質的統合法を体験した後，さらに技術を磨くため学習を深めたい方は，次のような研鑽の場を活用してほしい．

- 看護質的統合法（KJ 法）研究会
【事務局】
山梨県立大学看護学部　地域看護学内
http://www.n-kj.jp/index.html

索引

数字・欧文

04 理論　31, 46, 107
　――に基づく一文の構成要素　31
　――に基づく表現　31
　――に基づく表札づくり　46
Excel
　――によるデータカードシステム　125
　――によるデータベース化　126
Inspiration　127
　――による図解の作成　129
　――によるデータ統合　127
KJ 法　15
PowerPoint によるプレゼンテーション　134
W 型コース　3
W 型問題解決モデル　2
Word
　――による単位化　124
　――による逐語録　124

あ

アートとサイエンスの融合　12
アウトライン　127
アブダクション　7

い

意見　97
位相ずらし戦法　90
一匹狼　25, 52
　――の印　52, 67
意味の構造モデル　49, 108
意味の震源地　51
意味の鳥瞰図理論モデル　55
意味の手理論モデル　40, 64
意味の分節化　40, 64
意味のレンズ理論モデル　56
インタビュー　91

え・お

演繹法　7
思い　97

か

カード　25, 124
解決策型の表札　43
解明課題　85
解明済みの知識　85
概要図　132
科学する　5
科学的な研究　5
関係記号　57, 69
関係作用軸　98
関係思考　63
看護学　8
感性・職人芸　11

き

帰納法　7
客観性　78
　――，科学的な研究における　83
客観的真実性　83, 95
共通項目表示欄　109
教養知識・技術・技能　2
曲尺理論モデル　39
議論・連携の車輪　87
吟味検証　4

く

空間配置　57
具体策　4
グラウンデッド・セオリー・アプローチ　11
グループ編成　26, 52
群盲象を撫ず理論モデル　65

け

経験科学　9
経験知識・技術・技能　2
経験レベル　2
結果を味わう　4
決断　3
結論文　59, 69
研究
　――における幸運　83
　――の 5 類型　13, 79
研究疑問　85, 89
研究テーマ　59, 69
　――の設定　79, 89
研究発表　117
研究力　87
現象　78

こ

語彙の不足感　51
考察　80, 110
　――の意義　112
考察点　110
考察法　111, 113, 137
構成的面接法　91
構想計画　4
口頭発表　74
志　28, 36
コスモス法　111, 114, 137

143

個性・独自性把握思考　108
個と全の関係　65
個別研究　13, 79
個別項目欄　109
個別分析　80, 102, 121
　——の単位　102
個別分析比較　80, 109
渾沌　24
渾沌からの出発　35

さ

再確認コース　3
再現性　78
細部図　132

し

時間・経過軸　98
思考の三角形　137
思考プロセスの可視化　123
思索の車輪　87
事実レベル　7
実験科学　5, 12
実施　4
実践科学　8
実践知の構築　121
実態把握　15
質的研究　9, 12, 19, 79
　——のIT化　123
質的データ　9
質的統合法
　——における科学性　78
　——のイメージ　23
　——の原理と構造　120
　——の仕組み　24
　——の手順と道具　25
島　69
自由面接法　91

主観　78
主観性　83
　——, 問題意識の　78
取材　97
情報のまとめ方　9
書斎科学　6
叙述化　26, 74
処方検証研究　14
処方実証研究　14
処方抽出・構築研究　14
事例研究　12, 15, 121
震源地測定理論モデル　50
真実の面影を宿す度合い　97
心情的真実性　83, 95
シンボルマーク　59, 63, 66, 69
　——, 二重構造の　59, 66
シンボルマーク型の表札　45
シンボルモデル図　72, 118
　——の作成　26, 72

す・せ

図解化　57
整合性のある論理構造　23
精選法, ラベルの　100
先行研究地図　86
先行研究の探査・把握　79, 85
先端戦法　90
専門知識・技術・技能　2
全容図　69, 132

そ

総合研究　14, 79
総合分析　80, 103, 121
創造的問題解決　4, 5
添え言葉　57, 69

た

ダイアグラム　127
足し算型の表札　45
多段ピックアップ法　100
束ねる道具　52
単位　28
単位化　28, 124
　——のモノサシ　30, 31
探検　3
断片情報　24

ち

逐語録　28, 124
知識の収納庫　2
中間細部図　132
注記　59, 69
跳躍ルート　49

て

定性的データ　9
定量的データ　9
データ
　——の数　102
　——の種類　9
　——の単位化　80, 98
　——のバラエティ　92, 102
　——の飽和化　92
データに聴く　66
データをして語らしめる　3
データカード　125
データカードシステム　125
データ処理プロセスの追認・検
　証　116
手順化　4

と

統合　24
トップダウン型の情報のまとめ方　9
飛び上がり型の表札　45

な

内省のための5項目　121
なぜなぜ問答　111
鍋釜理論モデル　37, 63
なんとなく似ているかどうか　37

は

背景・原因追究型の表札　43
発想法　7
場の全体感　39, 56, 120
バラエティ　92, 102
半構成的面接法　91

ひ

非構成的面接法　91
ひと呼吸　1, 4
ひと仕事　1, 2, 4
評価　3
表札　25, 42
表札の文字色　52
表札づくり　25, 42
　――の練習問題　43
標準型の表札　46

ふ

フィールド調査　79, 93
　――の計画　79, 90
　――の心得　95
普遍性・法則性追求思考　108
プレゼンテーション　72, 118, 134
文献検討　85
文章化　74
分類思考　33

ほ

飽和化　92
ポスターセッション　118
ボトムアップ型の情報のまとめ方　9
本図解　67, 118, 132
　――の作成　26, 67

ま・み

マトリックス　109
見取図　57, 118, 132
　――の作成　26, 57
脈絡のないバラバラな断片群　23
民族調査における探検5原則　96

め・も

命性把握思考　107
元カード　25
元ラベル　25
問題意識　30, 78, 79, 81
　――の発掘・形成　79, 81
問題意識地図　82
問題提起　3

や

野外科学　6, 12
野外観察　3

ら

ラベル　25
ラベル集め　25, 36
ラベルづくり　25, 28
ラベル広げ　25, 33

り

量的研究　9, 12
量的データ　9
離陸ルート　49
理論化　14, 79, 103, 107
理論に基づく技術化　14
理論モデル　27

る

類似思考　37
類似性　37
ルービックキューブ理論モデル　64

ろ・わ

論文執筆　75, 80, 113
論理
　――, 命題形式による　76
　――, ラベル群に内在する　64
論理の抽出　13, 16, 18, 79, 103
輪取り　67